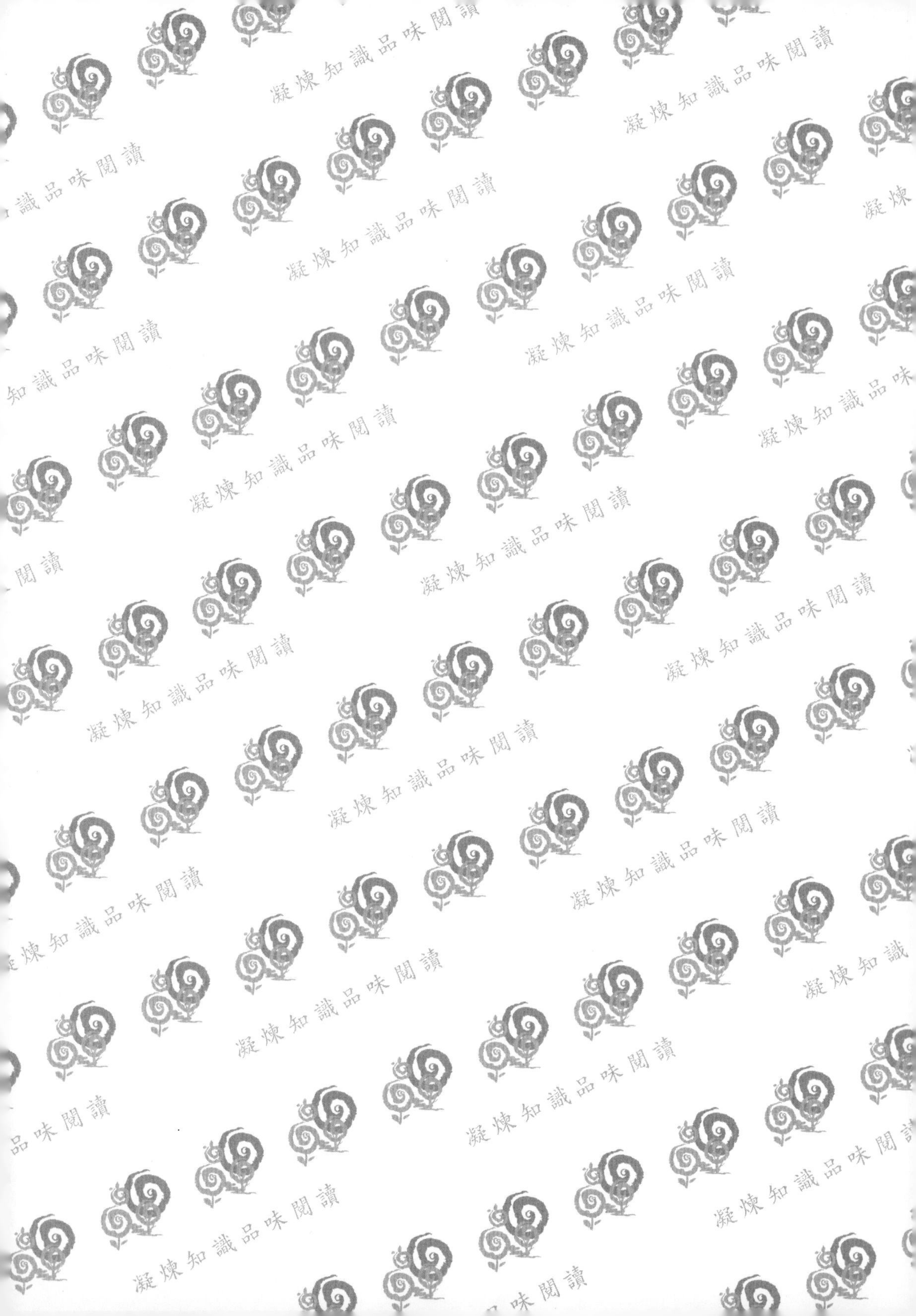

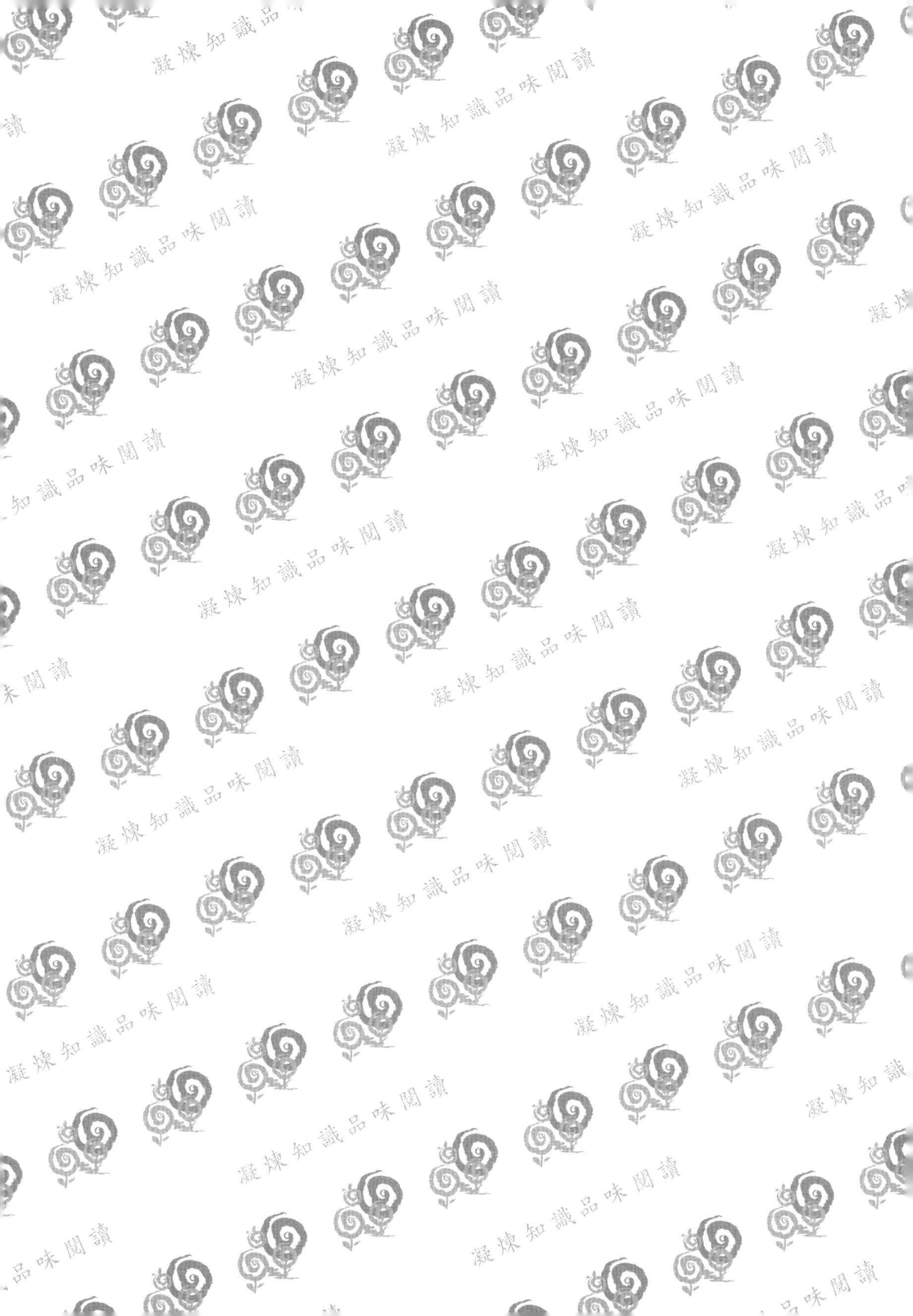
凝煉知識品味閱讀

臨床
隱形眼鏡學

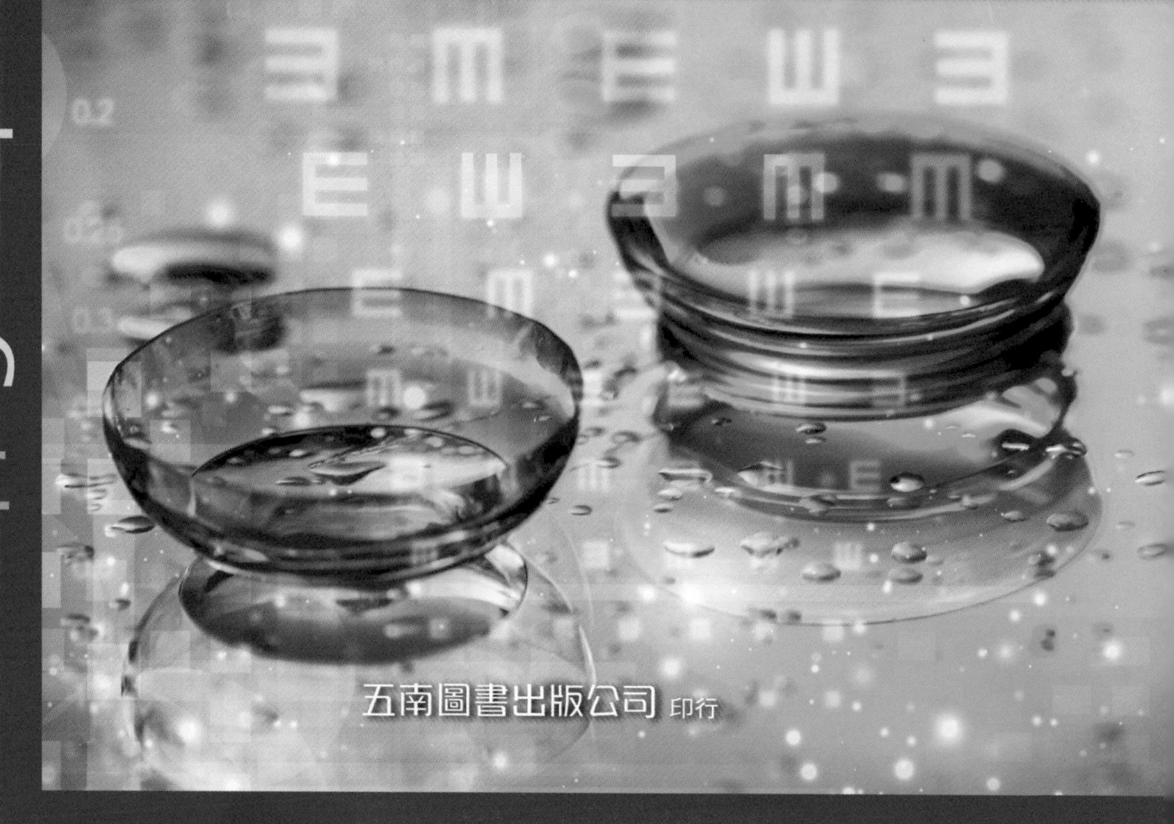

五南圖書出版公司 印行

自序

本書除了供給臨床視光眼科醫師、驗光師以及隱形眼鏡光學工程師專業資料外，也希望能引起讀者注意到臺灣隱形眼鏡業未來的發展，促使臺灣的隱形眼鏡臨床及工業達到領銜國際的目標。有興趣獲取有關隱形眼鏡佩戴實用訊息的病人也能藉由本書徹底了解其歷史、配戴以及平日需要注意的事項。

隱形眼鏡可以說是現代科技的一個奇蹟，它是聚合物化學和角膜生理學專攻的專業人士共同合作，積累著數十年研究的結晶。鏡片是一直徑爲 9-15 毫米的圓形透明塑料物，重量小於 0.02 毫克，可置於眼角膜表面用來矯正視力。但嚴格說來，隱形眼鏡實際上不與角膜直接接觸，而是隔了一層淚液，所以英文的 contact lens 與直接翻譯的接觸鏡一詞是取其方便，人人可以朗朗上口，但以臨床生理的觀點來說，並非完全正確，因爲很多鏡片戴用發生的困難是來自淚層的病理性變化，所以臺灣用的「隱形眼鏡」（看不到的眼鏡）或舊「隱型眼鏡」（隱藏式的眼鏡）一詞還是有其獨到之處。

一般民眾了解的隱形眼鏡乃是美容之用，有的病人確實不喜歡戴眼鏡，各有理由，還好鏡片材料已從 20-30 年前的不透氧硬鏡片改進爲現代透氣軟、硬鏡片。這些鏡片可分每日佩戴和長期佩戴，以及不同日期的拋棄性用品；而且不僅用於矯正近視、遠視，還可用於矯正散光、老花眼、圓錐角膜和白內障手術後的無水晶體眼，也有的是職業需求，如飛行員或消防隊員，或是醫療敷傷或漸進釋出藥物之用。此外，隱形眼鏡也有不同的顏色可供選擇，可用於舞台／僞裝／化妝品，和萬聖節派對的熱門選擇；而且不僅是角膜片，隨著材料的改進，鞏膜片也在捲土重來，適用於特殊情況，例如圓錐角膜和視光矯正手術後，發生了複雜症的患者。

隱形眼鏡的研究仍在迅速發展中，每年都會有公司推出新類型的隱形眼鏡。在全球範圍内，隱形眼鏡佩戴者數以億計，大多數病人並沒有發生併發症，但在濫用鏡片的情況下，是會導致角膜受損，最嚴重的，甚至需要進行角膜移植。這種濫用可能完全是無意的錯失——更多的情況是由於缺乏戴用隱形眼鏡其鏡片保養的知識。因此，患者教育至關重要。

不僅材料的改進，隱形眼鏡的驗配也從傳統的試戴法演變爲完全基於生理學的方法。目前已有大量鏡片可供選擇，加上對角膜與隱形眼鏡相互作用的廣泛研究，臨床人員有責任爲戴用者選擇最好的鏡片，並確保他們的眼睛，即使在長時間佩戴隱形眼鏡，仍能保持健康。

鄭宏銘 寫於波士頓 馬薩諸塞州
2022 年 11 月 7 日

目錄

第1章　隱形眼鏡的歷史

鄭宏銘、柯浩宗

第一節　從傳說到眞實

一般撰寫隱形眼鏡史時，均引述 1508 年，文藝復興時代大師達文西（Leonardo da Vinci）發表 "Codex of the eye"（眼睛法典），並發現將頭部浸入水中，可能會改變視力，甚至還創造了一個玻璃球，一側有一個漏斗，以便可以將水注入其中，但該設備不實用（而且可能看起來很荒謬）。1636 年，法國科學家勒內．笛卡爾（René Descartes）根據達文西的工作，提出了另一個想法：將一個裝滿液體的玻璃管與角膜直接接觸。笛卡爾的發明在某種程度上起到了增強視力的作用。但是，使用它會使眨眼變得不可能。以後的兩個世紀，隱形眼鏡設計並無改進，一直到近代，許多歐洲研究人員才眞正發展出實體鏡片。

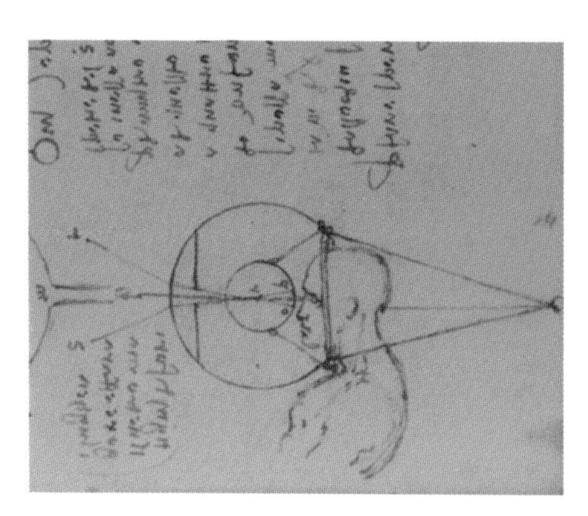

圖 1　達文西的眼睛寶典

其實也有其他傳說，雖說有點牽強，但還是很有趣。例如日本忍者的忍術，除野外生存法：找水、生火、辨認草藥毒藥野生動物知識、看天文（觀看星星動向還有天氣的改變）之外，最重要的是化裝術（改變髮型裝扮、在眼內放魚鱗裝瞎、裝假牙改變腮型），還有所謂「七化」，也就是化妝術，變成比丘僧、街頭藝人、操著流利方言的當地農民或武士、行商人（travelling salesman）、猿樂師，也屬江湖藝人[1]。

在眼內放魚鱗裝瞎，就是模仿 band keratopathy，但因魚鱗片是半透明，所以還是可以看得見，像是現代的彩色隱形眼鏡。如何配戴大概屬於祕笈，不得而知。

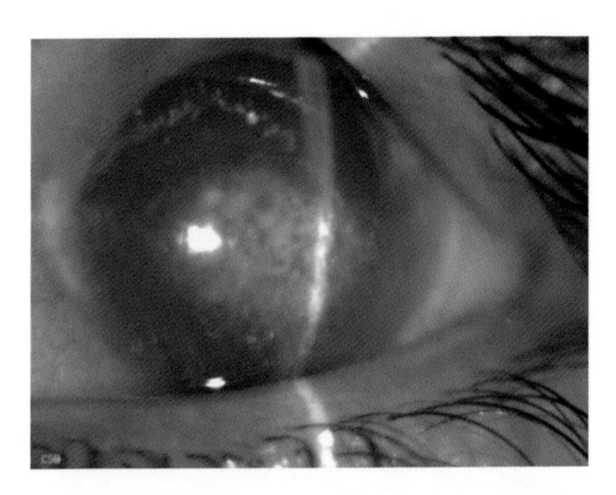

圖 2　Band keratopathy（Dr Jon Ruddle 公共領域）

最著名的魚鱗隱形眼鏡的例子，發生在中世紀的日本，當時平氏和源氏是對手，兩家永遠處於戰爭狀態。尤其是在 1156-1185 年間，鬥爭達到了高潮。平家非常有名的武士藤原景清，也是藤原忠清之子，被稱爲上総の惡七兵衛景清的影清（惡是描寫他暴躁凶悍，倒不是壞的意思），在 1195 年 3 月，奈良東大寺佛像前，天皇的追悼會上，試圖殺死源家的賴朝就任大將（賴朝在擊敗平家後掌管了政府，建都鎌倉）。影清在計畫失敗被捕獲，並流放到遙遠的日向。有一個傳說，影清把魚鱗放在眼睛上，裝作盲丐。也有人說是另一人，而不是影清，無論是哪一位，似乎至少有人將薄薄的一層魚鱗直接放在眼球上，以便在他還能隱約看到的情況下裝成盲人。這個辦法在某種程度上，可以說是日本隱形眼鏡的起源。

最近有人提出使用自魚鱗萃取的膠原（collagen）製造人工角膜，可以算是魚鱗隱形眼鏡的更上一層樓【2】。

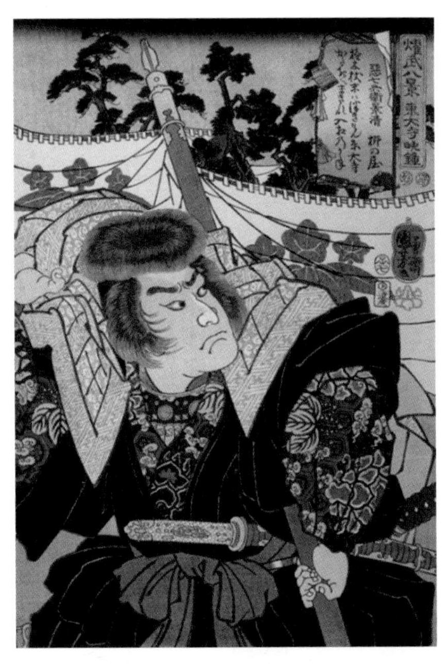

圖 3　歌川国芳畫《耀武八景　大寺晚鐘　悪七兵衛景清》（公共領域）

達文西之後的整個現代隱形眼鏡史就是臨床眼科醫師與工業界密切合作結果的記載。工業界發展材料、設計鏡片、擴大市場，不可缺少的是臨床工作人員需要執行臨床試驗，以肯定鏡片是否安全、舒適，並有矯正功能，同時研究如何減少、避免或解決鏡片引起的眼睛變化。

1892-1911 年，德國著名的鏡片公司卡爾蔡司（Carl Zeiss）對隱形眼鏡的潛力產生了興趣，與不同國家的研究人員陸續合作生產鞏膜鏡片（scleral lens）。然後，該公司在 1912 年製造了由玻璃製成的角膜鏡片（corneal lens），並用來矯正屈光不正。此後，塑膠材料於 1934 年左右在德國和美國發明，業界開始研究使用塑料代替玻璃的低風險鏡片製造。較大的鞏膜鏡片逐漸轉爲角膜鏡片，軟式鏡片的發展是最近 40 年的事。

隱形眼鏡於 1913 年被帶到日本，當時石原忍博士介紹了由德國卡爾蔡司製造的玻璃鞏膜鏡片。1934 年，佐藤勉博士在日本製造了玻璃鞏膜鏡片，但沒有投入實際使用。二戰前，名古屋大學醫院眼科教授中島実從卡爾蔡司訂購了玻璃鞏膜鏡片，本人親眼測試，並承認這些鏡片確爲品質上乘。要到 1950 年代，日本的隱形眼鏡才開始發展。一般歸功於田中恭一（Tanaka Kyoichi，1931 年 7 月 8 日生），他在 1951 年起自行設計與製造。據傳，田中當時在一家眼鏡行工作，顧客中有一位美國占領軍將校夫人提及她擁有一副隱形眼鏡，但是因爲價值不菲，不肯讓田中見識一下，所以田中來個 DIY，不料試作品竟與一來訪的美國視光眼科醫師展現的鏡片一模一樣。

到 1952 年，田中創立日本隱形眼鏡研究所（日本コンタクトレンズ研究所），1957 年又與名古屋大學醫學部眼科水谷豐（Mizutani Yutaka）教授合作，並成立日本隱形眼鏡有限公司（日本コンタクトレンズ株式会社）。但是後來分道揚鑣，田中的公司集中於角膜鏡片，而水谷教授和其眼科同僚組織了東京隱形眼鏡

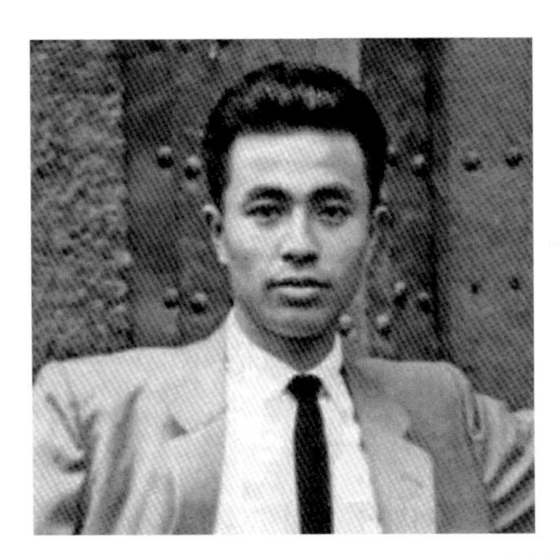

圖 4　田中恭一肖像，摘自 Menicon 公司文獻

研究中心（東京コンタクトレンズ研究中心，為 Seed 隱形眼鏡公司前身）以研發鞏膜角膜鏡片爲主，並成立東京隱形眼鏡研究所（東京コンタクトレンズ研究所），以及日本隱形眼鏡協會（Japan Contact Lens Society）。1957 年美國 Wesley Jessen 公司並與東京隱形眼鏡研究中心立約，出產該公司的角膜鏡片。

1965 年田中更改他的公司名爲東洋コンタクトレンズ株式会社，其時已經是和幾個兄弟一起經營的家庭工業矣。1967 年登錄商標爲 Menicon，1982 年分組爲東洋コンタクトレンズ株式会社（研究、製造部門）及株式会社メニコン（Menicon 販賣部門），但 1987 年又合組爲 Menicon 公司。

自 1964 年開始，田中也開始研發軟式隱形眼鏡，到 1973 年出品才發展成熟，與其他六家日、美公司同時獲得日本政府的許可上市。

第二節　臺灣隱形眼鏡及其相關領域的遺憾史

臺灣大約在 1960 年代自日本引進當時還是硬式的隱形眼鏡，而最有名的是配鏡醫師是曾任臺灣大學醫學院眼科主任的柯良時教授。柯教授是醫學世家出身，嘉義眼科醫師的兒子。

柯良時醫師的長子柯浩宗博士曾受中山醫學大學董事周明仁先生的栽培赴美留學，得 Johns Hopkins 大學碩士學位後，回中山醫學大學服務，後來到加州大學進修博士學位，現在在美國做 Kaiser Permanente 系統醫管。他回憶說柯醫師的隱形眼鏡鏡片來自東京隱形眼鏡研究中心，也就是名古屋大學醫學部眼科水谷豐教授所創立的公司。而且其時是有地球光學公司（負責人吳泰雄先生），可能因其鏡片是 lathe-cut ，應該是 Nippon CL Research Institute 發展的製造鏡片技術，此法需要大量人工，可能是因此無法在臺灣繼續發展。

1973 年日本政府發給 7 家公司軟式隱形眼鏡許可，所以柯博士的記憶，在他建中高中時代就已經戴用了柯良時醫師供給的軟式隱形眼鏡。美國要到 1980 年後才廣泛使用這種鏡片。但各家鏡片生產技術不同，博士倫擁有 spin-cast 專利，Menicon 是 lathe-cut，還有的是專利權不明的 mold-cast，大量生產還是 spin-cast 方法占優勢。那時東京隱形眼鏡研究中心與美國 Wesley-Jensen 公司密切合作，進入軟式隱形眼鏡時代，因此可以推測柯博士的鏡片是來自 Wesley-Jensen。

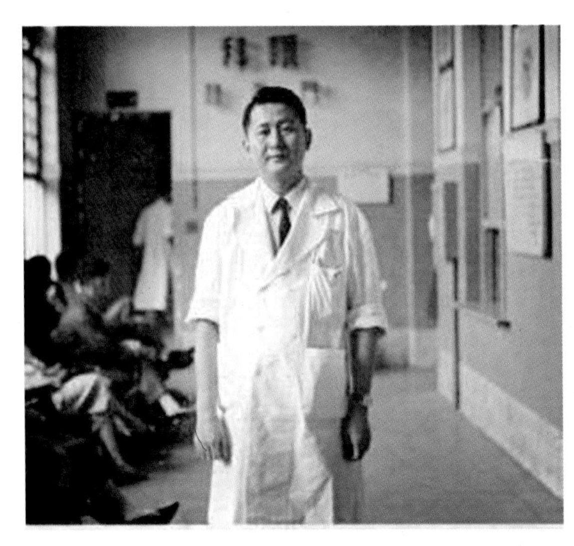

圖 5　柯良時醫師（1927-2015），攝於臺大眼科，打領帶是尊重病人的傳統（柯浩宗博士提供）

所以柯教授在 1960 年代開始替病人配戴鏡片外，從他出版的隱形眼鏡論文可以看得出他活躍於此領域的研究，涵蓋 20 多年，從 1963 至 1987 年的發表，包括下列：

1. 柯良時、富山咲子。Ko, LS; Tomiyama，SK；隱型眼鏡裝用對於角膜知覺的影響（預報）：The Influence of the Contact Lens Application on the Corneal Sensitivity（Preliminary Report, 中華民國眼科醫學會會刊 2，民 52.05，頁 1-9。
2. 柯良時。隱型眼鏡裝用對於眼睛的影響——第 1 篇：中華民國眼科醫學會會刊 11，1972.05（民 61.05），頁 22-37。
3. 柯良時。隱型眼鏡裝用對於眼睛的影響——第二篇隱型眼鏡裝用對於眼壓之影響：中華民國眼科醫學會會刊 12，1973.05（民 62.05），頁 69-75。

4. 黃志明、柯良時、Ellis、Paul。長期配戴隱型眼鏡在兒童眼科學的使用：臨床眼科 2：1=5，1984.03（民 73.03），頁 15-16。
5. 翁林仲、柯良時。「浩視」軟性隱型眼鏡的臨床經驗——預報：中華民國眼科醫學會會刊 23，1984.05（民 73.05），頁 26-32。
6. 許永堅、柯良時。大專學生配戴隱形眼鏡之現況：中華民國眼科醫學會會刊 26（上），民 76.05，頁 157-163。

還可以查得到柯教授熱心公益，與其他眼科醫師，於 1978 年 12 月 9 日出席在基督教青年會順天廳舉辦的「關心您的眼睛」座談會[3]。

1991 年 6 月 15 日，柯教授還應日本隱形眼鏡學會總會，邀請出席在北海道旭川舉辦的大會，並爲大會主講人之一。

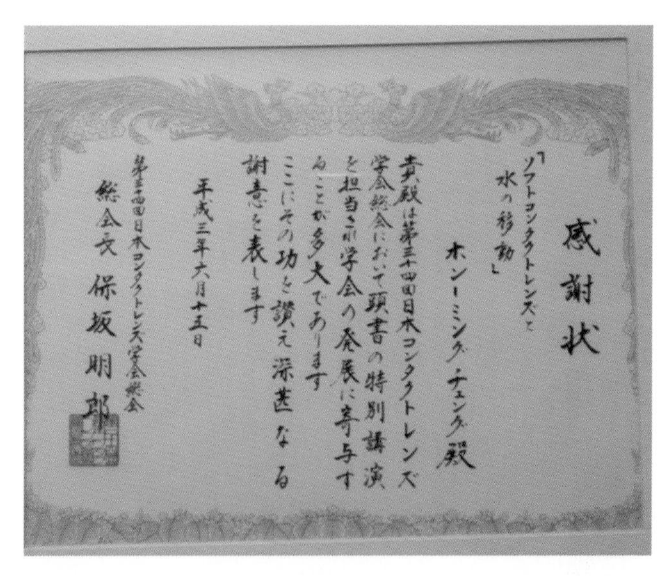

感謝状

「ソフトコンタクトレンズと水の移動」

ホンーミング・チェング殿

貴殿は第三十四回日本コンタクトレンズ学会総会において頭書の特別講演を担当され学会の発展に寄与することが多大であります
ここにその功を讃え深甚なる謝意を表します

平成三年六月十五日

第三十四回日本コンタクトレンズ学会総会
総会長 保坂明郎

圖 6 1991 年第 34 回日本隱形眼鏡學會大會，作者與柯良時教授同為大會聘請之主講人

所以柯良時教授乃站在臺灣隱形眼鏡領域領先地位，很不幸地，柯教授在 1992 年中風，不僅他個人的事業，連帶臺灣隱形眼鏡界的發展也嘎然而止；雖然臺大神經外科極力搶救，還是無法挽回。出名的白內障開刀技術高超的柯教授，據隱形眼鏡製造業先進牛正基先生回憶，不再有與同僚好友興高采烈的乾杯和聚集一起搓麻將的機會了。接下來 23 年，住在臺大醫院後面的護理之家的 VIP Room，由家族長期照護，雖有意識，見到家人似有反應之外，已不再能與他人溝通，一向絡繹不絕的訪客也從此絕跡。柯教授的事業盛期，他本人或所教導的眼科學生，除論文外，並無留下紀錄，只能從家屬記憶來補白。

對臺灣來說，柯教授的領導地位突然中斷，能推測到的最大的損失可能有數重：

1. 延緩了臺灣的隱形眼鏡及相關眼睛照護系統的定位

遠自柯良時教授及歷屆眼科學會理事長與有關之熱心眼科前輩就參與了早期與「眼鏡從業人員」的溝通【4】。臺灣的驗光人員法，是提案 8 年後，在立法院各位委員、專家、學者、醫界及眼鏡（驗光）等專業相關團體共同努力下，於 2015 年經立法院三讀通過，成爲衛福部第 15 類醫事人員【5】。

1992 年柯教授應教育部要求，到加州大學伯克利分校考察其視光眼科學校（UC Berkeley School of Optometry）。此校的臨床服務依其網站所載：“Our faculty and clinicians provide a full range of services from primary eye care to the diagnosis and management of vision problems caused by diseases such as glaucoma, cataracts, and diabetes. We offer a thorough assessment of visual and neurological systems. If further testing or treatment is needed, we provide referrals to one of our specialty clinics, such as Special Visual Assessments, Low Vision, Ocular Disease, Binocular Vision and Vision Functions, Infant and Children's vision, and Refractive Surgery."[6] 翻譯：「我們的教職員和臨床醫生提供全程從初級眼保健，到診斷和管理由青光眼、白內障和糖尿病等疾病引起的視力問題。我們對視覺及神經系統進行全面評估，如果需要進一步測試或治療，我們會轉診至專科診所，例如特殊視力評估、低視力、眼部疾病、雙眼視力和視力功能、嬰兒和兒童視力以及屈光手術。」

所以這是美式 primary eyecare 模式，也是美式學士後 4 年制的 Doctor of Optometry（OD）課程。

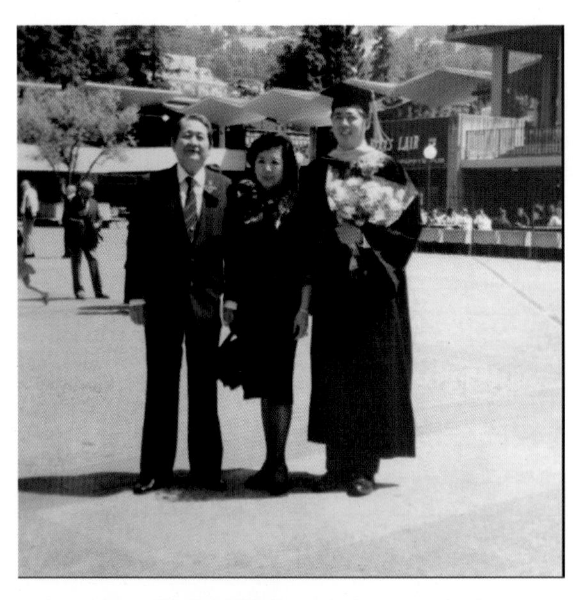

圖 7　攝於 1992 年 5 月：柯良時醫師（左），夫人黃文文，在慶祝公子柯浩宗獲得加大伯克利分校博士學位時留影（柯浩宗博士提供）

臺灣在嘗試改造全民眼睛保健的前提下，是可以借鏡國外各種制度。當然未發展國家，也是臺灣舊式，還是涇渭分明的光學師 vs 眼科醫師制度不需要回顧，除美式之外，可以參考中國、香港的已定制度，以及日本、英、紐、澳還在進化中的制度。這些發展主要是公共衛生的認知，即以國家經濟來說，預防疾病發生的經費遠低於治療的花費。而且人力資源上，執業視光人員遠多於眼科專科，然後科技的進步、知識的急速增加，已經促成各科再行細分科（sub-specialization）的狀態了。

中國：至 2019 年，中國醫學學制有 3 年制（無學位）、5 年制（醫學學士）、「5+3」一體化（臨床醫學碩士）和 8 年制（臨床醫學博士）等多種制度。其中，醫學碩士、博士學位又分爲科學學位和專業學位。視光即屬臨床醫學碩士之一。截止 2021 年 12 月，中國大陸沒有完善的專科醫生培訓制度（含眼科），即「5+3+X 的 X」，醫生的專科知識主要透過向資深醫生學習，並沒有客觀評核。所以中國有其特有，他國並無的眼科視光醫院（optometry hospital），提供全盤光學、眼視光、手術服務[7]。這種學制的推動力應該是政府宣布各種各級單位必須自行尋找收入，不再由國家支持的結果。

香港：香港理工大學原來是英國系統下的視光一放射線照相學科，本來授予學士學位，近年除保有 Honours Undergraduate Programme in Optometry，還晉級加有 Doctor of Health Sciences (Optometry) Programme。所以是英國制度在轉移爲美式制度中。並且與美式一樣，校園設有視光眼科門診中心，除教學外，其抗學童近視臨床研究已是國際聞名。

英國：現爲 3 年學士學位，加以 Continuing Professional

Development（CPD）課程。通過處方權考試及證照也可以使用選擇有限的藥物，但目前尚無 Doctor of Optometry 學位。光學師使用診斷眼藥的歷史甚久，自 1935 年開始即有。1968 年的 Medicines Act 法令並特別註明光學師可用哪些藥物。一直到 2007 年，光學師在後續教育學習，並通過考試後，也可以使用治療藥物，即已經進展到美式視光眼科醫師（optometric physician）自 1976 年以來的執業模式。到 2008 年才開始有光學師學士後的 Doctor of Optometry 課程（Institute of Optometry, London，以及 Aston University, Birmingham），已經比美國晚了將近 100 年，所以英國制度也是在美國化中。推動力是英國人口老化，需要的眼科照護大增，只有以教育高級光學師遞補眼科醫師之不足【8】。

澳紐兩國本來就是英國制度，現時也是有樣學樣，追隨英國的改制，也是以達成美國制爲基準。

至於歐盟國家在歐盟歐洲大陸各國執業，申請業者需要證件，依各會員國的設有光學師學位課程學校，透過加盟 European Council of Optometry and Optics（ECOO）條件而分爲 European Diploma in Optometry 及 European Qualification in Optics 兩種。而最基本的執業水準是 World Council of Optometry 制定的四級資格中之第三級（Category 3）。所以目前歐盟還沒有要求美式 Doctor of Optometry 的教育標準，而是以學士學位爲基本資格【9】。

配戴隱形眼鏡當然是以上各國光學師或眼視光博士的執業範圍。

由於臺灣的醫學教育及系統是在日本時代建立，特別在臺大附屬醫院根深蒂固，眼科並不例外。在拋棄式軟式隱形眼鏡方面，日本與臺灣大同小異，也是不需醫師處方，有眼科醫師或光學師驗光

及角膜弧度數據後，就可以到眼鏡行或百貨公司、大賣場的眼鏡部直接購買（例如此 2021 年，一外國人教導其他外國人如何購買鏡片的貼文）[10]。

比較深入一點，例如在百貨公司眼鏡部服務的可以是非觀血性眼科醫師（與觀血性，即會開刀的醫師有別），事實上就是美國式的第二水平（level 2）optometrist，因為日本沒有政府認可的驗光師這一行業。在制度上，日本近年有大量教育 Orthoptists（視能訓練士 ORT），但他們是操作高級儀器，在眼科診所或大醫院眼科服務的醫師助手，裝配隱形眼鏡並不在教學課程之中。而事實上臺灣也有科技大學的視光系，是以教育眼科醫師助手為主旨。

所以總和來說，臺灣的視光教育在提升到學士學位後，在驗光師法通過後，已經達到美國以外的視光學科基本教育水準，但畢業生執業範圍依然不如英國。這種情況我們無法知道柯良時教授是否支持。但從他心胸廣闊，同情弱勢的性情中人的性格看來，不可能會不照顧臺灣視光界，因為他們爭取法律通過時，要求基本工作權的提訴受到極大注意，而且柯教授一定會繼續維持溝通，達到一個以臺灣民眾眼睛照護為第一目標的共識，也一定會找出一個長遠、最適合臺灣的制度。

2. 提拔後進的全臺眼科網絡（networking）全盤中斷

醫學和醫療的進步都是需要組織化才能推動，天下一致，只是大國家的組織類似天主教會，小一點的國家如臺灣，比較接近長老教會。在臺灣，醫學院畢業生經過各級專業訓練後組織各專業公會，最重要的是，以後續教育來增加新知識，而課程裡的新知識最大的來源是醫學院教授們的研究，而領頭引導研究方向的就是有遠見的各科系主任。一般不公開談論，常常被外人誤會爲搞私人利益，而其實是提拔後進的重要手段之一。簡單的說，一個系主任可以打造一種特殊的醫師看診文化，影響到全國病人的保健，當然成敗完全決定於系主任本人的作爲。

根據柯主任、教授的公子柯浩宗博士的回憶，柯教授當年爲臺灣4位部定眼科教授之一，他提拔後來的人不遺餘力，全臺眼科醫師升等，多依柯教授舉足輕重的贊成意見而定。各地大醫院聘請眼科主任時，也是他暗中相助並建議以高薪聘用。至於提拔來自故鄉嘉義的年輕人，更是很理所當然的熱心幫忙。

有這樣的網絡，帶領全臺眼科的進步事半功倍。從柯教授留下的論文可以知道除了前引隱形眼鏡外，還有本行眼疾病的研究，但最重要的是與隱形眼鏡息息相關的學童近視，在他的時代已經開始成爲公共衛生的問題了。他的1965年發表的〈學校近視的藥物治療〉一文成爲後來的金標準，1992年的〈臺灣之近視問題〉發表後，1993年又出版數篇這方面的論文，顯然要開始大有作爲，可惜因病中斷。接任的系主任要重新建立網絡，制定研究方向，選擇題材，即使是蕭規曹隨，也是需要多年時間才能復原。可能也是這個原因，臺灣的近視研究，特別是藥物治療，學童近視還是停滯在他的時代。

柯教授與近視方面相關的論文如次：

(1) 蔡炎輝、劉榮顯、柯良時、Tsai, Y. H., Liu, J. H., Ko, L. S.。近視專題討論（Symposium on Myopia）：中華民國眼科醫學會會刊3，民53.05，頁84-100。
(2) 柯良時、Ko, L. S.。學校近視的藥物治療（Medical Treatment of School Myopia）：中華民國眼科醫學會會刊4，民54.05，頁42-56。

(3) 薛琴、周介仁、柯良時。高度近視病患血清中銅鋅值之研究：中華民國眼科醫學會會刊 27（上），民 77.05，頁 21-24。

(4) 施永豐、王藹侯、柯良時。Refractive Status of Medical Students in National Taiwan University（臺灣大學醫學生的屈調狀態調查）：中華民國眼科醫學會會刊 28（上），民 78.05，頁 53-58。

(5) 柯良時。臺灣之近視問題：臺灣醫界 35：11，1992.11（民 81.11），頁 38。

(6) 施永豐、陳慕師、林隆光、侯育致、柯良時。高度近視黃斑部退化患者之血清中銅鋅值之研究：慈濟醫學 5：4，1993.12（民 82.12），頁 267-274。

(7) 施永豐、林隆光、王勢爵、柯良時、Shih, Yung-feng, Lin, Luke L. K., Wang, Shih-chueh, Ko, Liang-shi。實驗性近視之研究 (2)──Atropine 和 Homatropine 對雞近視的作用：中華民國眼科醫學會雜誌 32：1，1993.03（民 82.03），頁 29-35。

(8) 施永豐、林隆光、王勢爵、王鵬程、柯良時、Shih, Yung-feng, Lin, Luke L. K., Wang, Shih-chueh, Wang, Peng-cheng, Ko, Liang-shi。實驗性近視之研究 (3)──光線對眼球發育之影響：中華民國眼科醫學會雜誌 32：1，1993.03（民 82.03），頁 36-40。

(9) 施永豐、林隆光、王鵬程、楊嘉華、柯良時、Shih, Yung-feng, Lin, Luke L. K., Wang, Peng-cheng, Yang, Chia-hwa, Ko, Liang-shi。實驗性近視之研究 (4)──視神經切除及睫狀神經節切除對雞眼球發育之影響：中華民國眼科醫學會雜誌 32：2，1993.06（民 82.06），頁 89-94。

(10) 施永豐、陳慕師、林隆光、王鵬程、楊嘉華、柯良時。實驗性

近視之研究 (5)—— 感光細胞對眼球發育之影響：中華民國眼科醫學會雜誌 32：2，1993.06（民 82.06），頁 95-100。

(11) 施永豐、陳慕師、林隆光、何子昌、王勢爵、柯良時。實驗性近視之研究 (6)—— 色素上皮層對眼球生長發育之影響：中華民國眼科醫學會雜誌 32：4，1993.12（民 82.12），頁 1-8。

(12) 施永豐、陳慕師、林隆光、何子昌、王勢爵、王鵬程、柯良時、侯平康。實驗性近視之研究 (7)—— 看電視對近視發育之影響：中華民國眼科醫學會雜誌 32：4，1993.12（民 82.12），頁 9-12。

眼科比較特別的一點是由於眼睛是表面器官，疾病的診斷經常可以利用最新的科技開發出來的儀器，新儀器的適用度也是需要臨床數據。柯教授當然在這方面也有貢獻，他的論文包括以下：

(1) 薛琴、柯良時。TOPCON 電腦自動驗光機臨床使用效益之探討：臺灣醫學會雜誌 86：2，1987.02（民 76.02），頁 201-208。

(2) 柯良時。Rodenstock 屈光計臨床價值的研究：中華民國眼科醫學會會刊 9，1970.05（民 59.05），頁 46-63。

(3) 柯良時。螢光眼底檢查及攝影之研究—— 第 2 篇：中華民國眼科醫學會會刊 11，1972.05（民 61.05），頁 7-20。

3. 不再有人提升隱形眼鏡製造業的研發

柯教授當年也是與隱形眼鏡業界有密切產學合作關係，如前述地球光學（吳泰雄），以及遠東眼鏡（賴文義）等大公司。與柯教授斷線之後，只好各自爲政，開始有其他單位引入博士倫、Menicon 等外國公司，而本土公司轉爲國際生產線後，延續迄今，據報，臺灣去年（2021）隱形眼鏡出口金額爲 5.3 億美元，年增

23.5%，創歷史新高【11】。

較詳細的新聞報導【12】稱全球 1 年的隱形眼鏡銷售金額約 85 億美元（2,600 億台幣），美國市場占了 43%、亞洲 30%、歐洲 27%，以廠商來說，嬌生（J&J）市占率 39%，愛爾康（Alcon）市占率 23%，庫柏（Cooper）市占率 23%，博士倫（B&L）市占率 8%，剩下的 7% 市占率就讓全球其他廠商去搶。

同一報告指出：「從 2008 年開始，臺灣隱形眼鏡出口就大於進口，去年進口約 2.66 億片，出口約 13.24 億片，出口量已是進口量的 5 倍，這也是全球唯一一個出口量比進口量多的地方。」

「主要是臺灣（目前）有太多的隱形眼鏡廠商，除了精華光學……外，後續還有包括許多電子廠，如大立光成立的星歐、和碩集團旗下的晶碩、明基集團旗下的視陽光學等。廠商都在搶那 7% 的市場。目前日本第 1 大、第 2 大隱形眼鏡品牌都是精華的代工客戶，甚至可以說，日本前 20 大隱形眼鏡品牌廠商，有一半的產品是由精華代工，目前來自日本的業績占精華的營收比重已達 62%。」

「國內的隱形眼鏡廠商大都想拿 4 大廠的代工訂單，突破 7% 的市場緊箍咒，不過，目前除了精華已拿到博士倫在中國的訂單外，外傳晶碩也已取得嬌生訂單，找到市場成長的另一個破口。」

但是如果我們回顧，臺灣的隱形眼鏡製造業在柯良時教授主導與他的網絡的產學合作之下，例如他的隱形眼鏡論文之一的浩視（Paravision）臨床人體實驗就是一個範本。臺灣的隱形眼鏡的發展，很難說臺灣沒有與田中恭一相同的奇才，加上如果政府能夠大量支持資源，也許會與台積電一樣，站在世界龍頭地位，前途無量，而現在雖然一樣的埋頭苦幹，但可惜多爲代工或外銷。

第2章　臺灣人眼睛的特質

鄭宏銘、鄭靜瑩、曾榮凱

2018年臺灣衛福部公告取消日戴型隱形眼鏡限醫師處方規定，因為驗光師法施行後，民眾配戴隱形眼鏡時可由驗光師或驗光生協助，因此取消相關規定。但角膜塑形片等客製化隱形眼鏡仍需醫師處方。所謂「客製」，應該是指依病人病情需要特製的治療用鏡片。而據衛福部，已確定度數的民眾可直接購買拋棄式隱形眼鏡，若現場需要試戴，或懷疑自己度數增加要另外驗光，需由驗光師協助[13]。

但「直接購買」是否可行，及「驗光師協助」的含義為何，均值得商榷。

多數已發展歐美國家均認為所有隱形眼鏡都屬治療器材，因此必須由有證照的專業人員裝配，在當前軟式隱形眼鏡大眾化的情況之下，如果要保持戴用病人的眼睛健康，處方的確是有其必要性，一般民眾也認為遵守醫囑是理所當然。美國視光眼科及眼科醫師所開的隱形眼鏡處方包括以下項目：

1. Lens make, base curve, diameter, Rx power。
2. 數量。
3. 依個案，配製後1-2年內有效。

也就是處方限於已經在醫師初診、複診的試戴程序後，證明最適合病人的鏡片，而且因為鏡片性質各不相同，所以不能更改，數量也有限制，以避免病人囤積，然後每 1-2 年需要回診，目的是保證病人眼睛沒有發生因鏡片引起的病變，否則需及時處理，因此並非以方便消費者的觀點，如臺式可以「直接購買」，而制定的法律。

彩色鏡片，特別是在萬聖節之際流行，甚至在美國也有黑市鏡片，在無處方的情況下被非法出售。結果佩戴者有時會出現角膜潰瘍，原因是大多數佩戴者將平光鏡片與「非處方」平光眼鏡（例如非處方太陽眼鏡）混爲一談，沒有意識到這仍然是鏡片與角膜相互作用的問題，因此需要一般眼科或視光眼科醫生進行仔細評估才能戴用。最糟的是病人往往忽視眼部感染的體徵和症狀，直到出現嚴重的併發症才去求診。

那麼有沒有爲臺灣民眾眼睛打造，最合適的大眾化隱形眼鏡呢？這是個有趣的問題，最簡單的答案是「無」。

從有隱形眼鏡開始，甚至到現在的透氣性硬式鏡片皆依病人的角膜形態而訂製。自 1970 年代首次推出軟性隱形眼鏡以來，隱形眼鏡的製造過程變得更加複雜。爲了使預製鏡片的製造更具成本效益，廠商設計隱形眼鏡時，均以適合處於統計鐘形分布的曲線中心的病人角膜形狀和尺寸。這種鐘形分布曲線（bell-shaped distribution curve），來自許多不同眼睛的大小和曲率，然後據此選擇並製造幾個統一適用的軟式隱形眼鏡片群的基本曲線（base curve）和直徑。這樣臨床人員也能夠提供給病人價廉的鏡片，但是病人戴用成功與否，還是需要裝配醫師或驗光師的專業知識與臨床經驗。這種「鐘形分布曲線」來源是美國廠商就地取材的美國人。是否合適於東方人，還是不得而知。

我們來看看問題會出在哪裡，首先，隱形眼鏡與眼睛組織的相應關係如次：

1. 角膜形態及生理。
2. 眼皮的覆蓋度。
3. 淚液品質、產生及排除。
4. 水分與氧氣的移動。

設計和大量製造隱形眼鏡鏡片時，當然要了解角膜形態，特別是弧度、直徑是第一要件。其次是鏡片與角膜和上眼皮的動力關係，然後是鏡片的材料及其化學性質。

根據這項研究【14】：

研究者使用多功能地形儀（Keratograph 4 Oculus，德國製造）測量角膜中央半徑（最平的 K1 和最陡的 K2）和 30 度內的偏心率分析了 4,505 名健康白種人受試者，分爲 4,360 隻右眼和 4,308 隻左眼。受試者年齡在 0-113 歲之間（平均 36.23±16.89 歲），男性占 39.4%，並分析了男性和女性之間以及右眼和左眼之間的差異（Shapiro-Wilk 檢驗法，測試 Pearsons r 在角膜弧度 cc 與年齡之間的相關性）。

結果顯示 K1 和 K2 在 30 度時的平均角膜半徑分別爲 43.03±1.50dpt 和 44.08±1.57dpt。男性和女性之間存在統計學顯著差異（t 檢驗，p = 0.000；K1/K2：男性 42.68±1.53D/43.68±1.58D，女性 43.27±1.46D/44.34±1.52D）。30 度時的平均角膜偏心率爲 0.55±0.10。所有分析數據中，均未發現與年齡的相關性（K1 p = 0.005；K2 p = -0.033；Ecc p = -0.026）。

所以白種人的角膜較陡的弧度平均值在 43.03-44.08D）之間。理論上，假定病人較平的 K 值是 43.5D（即 7.71 mm），那麼直徑爲 13.5 mm 的軟式隱形眼鏡，調整數值爲 0.9，其基本弧度應爲

7.71+0.9 = 8.61 mm，即可涵括大部分病人，而 BC 爲 8.4 mm 的鏡片適合角膜弧度較陡（> 45.50D）的其他病人，舉一實驗例的結果如次【15】：Alcon Focus Night & Day 鏡片有兩種基本弧度，8.4 mm 和 8.6 mm，直徑爲 13.8 mm。下圖顯示了較陡的角膜曲率測量數據的分布情況，及每個鏡片基本弧度合適與何種角膜曲度。顯然 8.6 mm 合適於 44.5D 的角膜（見引用圖豎藍色條），而 8.4 mm 鏡片合適於更陡 K > 45.50D（< 7.4 mm）的角膜（見引用圖豎紅色條）。

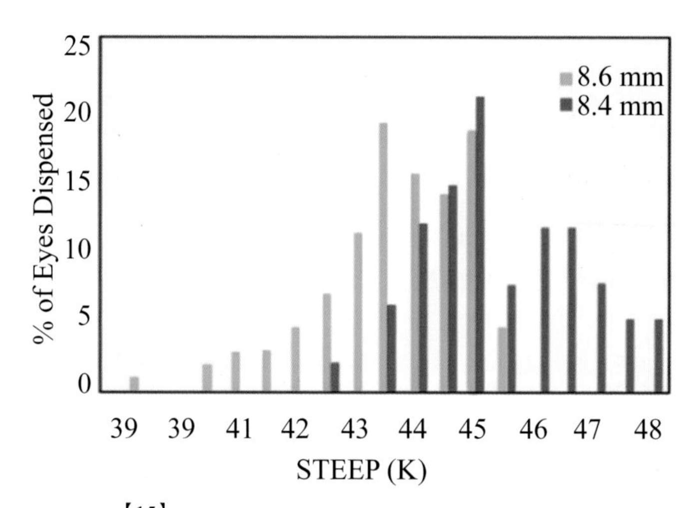

圖 8　引用自【15】：y 軸為戴用鏡片眼的 %；x 軸為較陡的 K 數值

國外隱形眼鏡製造廠商認爲，基於白種人的數據而設計的鏡片應該全球可以通用，但是像臺灣人的角膜弧度是否接近白種人還是未定。目前較舊的文獻有報導東亞人角膜比白種人陡【16, 17】，但是也有相反的報告【18】。

有一較新的，於 2014 年發表的報導【20】發現：

本研究在四個地點評估了來自三個種族的 675 名受試者：中國人溫州（299 人）；澳大利亞墨爾本和美國傑克遜維爾（白種人 255 人）；日本人東京（121 人）。用一 videokeratoscope（即角膜地形儀）所得數據，包括兩個主要子午線的頂端角膜半徑（apical corneal radius）、K 讀數（K）、角膜形狀因子（corneal shape factor CSF），和 10mm 處的角膜矢狀高度（corneal sagittal height）。並用數碼照相機攝影後，量水平可見虹膜直徑（horizontal visible iris diameter HVID）、垂直眼瞼孔徑（vertical palpebral aperture PA）、內眥角（intercanthal angle ICA），以及上下眼瞼角度（upper and lower lid angle）。

結果發現，中國組和日本組的平均 HVID 測量值顯著小於白人，分別為 11.26、11.10 和 11.75 毫米。白人的水平 K 比中國人和日本人組明顯更陡峭，分別為 7.79、7.86 和 7.92 毫米。中國人的眼睛顯示出比其他兩組顯著更高的垂直平均角膜形狀因子（即更扁長）。與其他兩組相比，中國組的 PA 和 ICA 更窄。中國組、日本組和白人組的平均 PA 和 ICA 值，分別為 9.71、10.31 和 10.58 mm 以及 7.56、6.32 和 6.27 度，三分之一的中國人（32%）和 31% 的日本人沒有表現出明顯的瞼骨上皺襞（即有「單眼皮」）。10 mm 角膜矢狀高度和上下眼瞼角度也有顯著差異，但垂直 K 和水平 CSF 沒有顯著差異。列表如下：

	中國人	日本人	白種人
HVID (mm)	11.26	11.10	11.75
Horizontal K (mm)*	7.92（最平）	7.86	7.79
PA (mm)	9.71（最狹窄）	10.31	10.58
ICA (degrees)	7.56（最斜，如鳳眼）	6.32	6.27

* 垂直 vertical K 無顯著差異

所以中國人的眼睛外形及角膜大小與白種人不同，而同爲亞洲人的日本人也與中國人略爲不同，各數據均居於中國人與白種人之間。

所以配製給中國人使用的隱形眼鏡時，最合適於保持角膜健康的鏡片應該是透氧性高，直徑是 11.26+2 = 13.26 mm，即 13-13.5 mm 的鏡片，如果用 13 mm 鏡片，調整後的基本弧度（base curve, BC）應該是 7.92+0.7 = 8.62 mm 或 8.6 mm。

而合適角膜較大的白種人的鏡片，應該是直徑 11.75+2 = 13.75 mm 或 14 mm，臨床上，選擇鏡片直徑時需調整基本弧度（base curve, BC），即最平的 K+ 調整因子（14 mm 的調整因子爲 1.1 mm）之後的 BC = 7.79+1.1 = 8.89 mm 或 8.9 mm。

因此，使用白種人的數據大量製作出來的軟式隱形眼鏡並不合適中國人使用。下表爲美國四大隱形眼鏡公司的部分產品，取日拋式鏡片爲例，除 Focus Dailies 外，其他均過大：

廠商	鏡片名	Dk 値	基本弧度（BC）mm	直徑 mm
愛爾康 Alcon	Daily Aqua Comfort Plus	26	8.7	14
	同上 multifocal	26	8.7	14
	同上 toric	26	8.8	14.4
	Dailies colors	26	8.6	13.8
	Dailies Total1	140	8.5	14.1
	同上 for astigmatism	140	8.6	14.5
	Focus Dailies	26	8.6	13.8
博士倫 Bausch & Lomb	BioTrue ONEday	42	8.6	14.2

廠商	鏡片名	Dk 值	基本弧度（BC）mm	直徑 mm
	同上 for astigmatism	42	8.4	14.5
	同上 for presbyopia	42	8.6	14.2
	Infuse	107	8.6	14.2
	Softlens daily disposables	22	8.6	14.2
	同上 toric	22	8.6	14.2
酷柏 Cooper Vision	Biomedics 1 day	14	8.7	14.2
	Clariti 1 day	60	8.6	14.1
	同上 multifocal	60	8.6	14.1
	同上 toric	60	8.6	14.3
	Clear Sight one day	14	8.7	14.2
	MiSight one day	27	8.7	14.2
	MyDay	80	8.4	14.2
	Proclear 1 day	27	8.7	14.2
嬌生 J&J	1-Day Acuvue	21	8.5	14.2
	1-Day Acuvue Moist	21	8.5/9.0	14.2
	同上 for astigmatism	21	8.5	14.5
	同上 multifocals	21	8.4	14.3
	Acuvue Oasys 1 Day	103	8.5/9.0	14.3
	同上 for astigmatism	103	8.5	14.3

如果使用自白人數據發展的鏡片給美國以外的病人如中國人戴用時，臨床試驗只能詢問和觀察兩個族群病人鏡片合適度（lens fit）的對比[21]：

測試鏡片爲 1-Day ACUVUE，兩個 BC，爲 8.5 mm 及 9.0 mm，以及散光軟式鏡（Accelerated Stabilization Design），測試族群爲 257 名中國人與 250 名白種人。BC 8.5 mm 的球面鏡片在兩組中各有 98% 或更多的受試者試戴時，整體上（舒適、視力、異物感）都表示可以接受（acceptable）。較平的鏡片（BC 9.00 mm），有較高比例的中國人組表示可以接受（96%），而白種人爲 82%（$p < 0.0001$）。兩組間主要區別在於鏡片戴在角膜時的中心度（centration）；中國人組的偏離中心度比白種人組顯著的少（BC 8.50 mm：39 對 72%，$p < 0.0001$；BC 9.00 mm：63 對 85%，$p = 0.02$）。BC 8.50 mm 鏡片的中心度相當良好，在全無或僅有輕微偏離的病例中，白種人占 97%、中國人是 96%。在兩組中，鏡片適合度和眼部形態變數值之間存在一些相關性，最顯著的是中國人受試者的上眼瞼角度和散光鏡片的主軸方向。

所以重點是：較平的鏡片 BC 9.00 mm 比較合適角膜較平的中國人，而較陡的 BC 8.50 mm 可能是太緊，數據才顯示出不甚或僅輕微的偏離角膜中心。

病人轉用新型鏡片時，也是同樣原則的臨床試驗，以病人反應爲主【22】：

Acuvue Advance（AAH）和 Acuvue Oasys（AVO）在日本獲得批准。研究數據表明 ACUVUE 和 ACUVUE 2（AV2）球面鏡片戴用者如果換戴 BC 8.4 mm 的 AVO 鏡片，會有 100% 的總體可接受性（acceptability），但一些文獻表明更平的「亞洲眼」可能使用更陡的 BC 鏡片時會呈現不同的成功率。在日本，目前超過 90% 的 AV2 佩戴者使用 BC 8.7 mm，因此，爲日本市場開發了 BC 8.8 mm 的 AVO 鏡片。此項研究的目的是證明亞洲 AV2 佩戴者，原來使用 BC 8.3 mm 或 8.7 mm，均可以切換到有兩個 BC 的 AAH 和 AVO 鏡片，並能保持良好的配戴度。

此研究是一在美國 6 個地點進行的多中心、開放標籤、隨機、雙邊、非分配交叉研究；夏威夷 (3)、加州 (2) 和麻州 (1)。招募了具有特定亞洲解剖眼結構的 104 名不同亞洲種族的受試者；96 名受試者（192 隻眼）入組並完成測試。受試者年齡在 18-58 歲之間，3 人中有 2 人是女性，70.8% 的人戴用 BC 8.7 的 AV2。評估受試者當前 AV2 鏡片的適合度，然後隨機適合 AAH，然後是 AVO，或順序相反，選擇的鏡片是類似於他們習慣性使用的 AV2 的 BC 和度數。15 分鐘穩定時間後，記錄鏡片適合度和初始視力／舒適度的可接受性。如果鏡片適合度不佳，則換爲另一 BC，然後再進行適合度評估。

結果發現：AAH 的首次整合可接受性爲 96.4%，AVO 爲 92.7%。所有 BC 8.3 mm 的 AV2 戴用人都能成功轉換 BC 8.3 mm 的 AAH，和 BC 8.4 mm 的 AVO 鏡片。至於佩戴 BC 8.7 mm 的 AV2 的病人，94.9% 在首次適配時，成功轉戴 BC 8.7 mm 的 AAH，89.7% 的病人成功適配 BC 8.8 mm 的 AVO。而且所有第一次轉換未成功的受試者，隨後轉成備用的另一 BC 的鏡片時均成功。

以上所述的綜合重點是：

1. 各族群的角膜形態不盡相同，連同爲東方人的中國與日本人也有異。
2. 在美國隱形眼鏡公司控制全世界 90% 市場的情況下，他們所製造的大眾化鏡片固然其適合度可以涵蓋白種人天下，但未必合適亞洲人的眼睛。
3. 美國嬌生隱形眼鏡公司是有注意到日本人的角膜比白種人的平，

因此做了調整，開發了另一鏡片。所以調節鏡片生產線對這些公司來說並非極爲困難。

臺灣人的角膜形態呢？依中山醫學大學視光學系鄭靜瑩教授所作的中年人初步研究，列表如下：

單位：mm	臺灣人	註
K1（右眼垂直方向）	7.66	美國人平均 7.84
K2（右眼水平方向）	7.87	美國人 7.65
K1（左眼垂直方向）	7.65	
K2（左眼水平方向）	7.84	
HVID（右眼）	11.77	美國人 11.75
HVID（左眼）	11.82	
PA（右眼）	8.71	小於中國人的 9.71
PA（左眼）	8.76	

此項研究參與人數爲 21 人，平均年齡 46.24 歲，使用儀器爲 Nidek OPD Scan 3 波前像差儀（Nidek Inc., Tokyo, Japan）在明亮和黑暗的情況下測量屈光不正、角膜曲率、直徑、調製傳遞函數（MTF）和瞳孔大小。

比較之下，臺灣人眼的 K1 及 K2 值與美國人眼的正好相反，臺灣 oblate vs 美國 prolate，但最平的角膜弧度還是比美國人眼平，至於角膜水平直徑（horizontal visible iris diameter, HVID）則兩者相同（11.77 vs 11.75 mm），但大於中國人的 11.26 mm 及日本人的 11.10 mm。最明顯的特質是 PA（palpebral fissure 瞼裂）特小。因此配鏡片時需考慮上眼皮覆蓋度與大直徑鏡片組合，對角膜生理的影響（不能過大）外，眨眼時，所選擇鏡片的基本弧度（base curve）與基本移動度的關係（不能過平），以防鏡片被眼瞼刷落，但目前缺少的還是上眼皮掩蓋鏡片時，對角膜生理的影響。

中山醫學大學視光學系的第二次調查，參與者 60 人，20-25 歲適合戴用隱形眼鏡者。結果如次：

HVID 右眼	11.08mm	美國人 11.75mm
HVID 左眼	11.20mm	
K1 右眼垂直方向	7.54mm	美國人平均 7.84mm
K2 右眼水平方向	7.85mm	美國人 7.65mm
K1 左眼垂直方向	7.54mm	
K2 左眼水平方向	7.86mm	

所以臺灣年輕人眼與成年人一樣，K1 及 K2 值與美國人眼的正好相反，但最平的角膜弧度還是比美國人眼略平，角膜水平直徑（HVID）則小於中國人的 11.26 mm 及日本人的 11.10 mm，更小於美國人的 11.75 mm。但是與中年人的比較，顯然又較小。每個族群的角膜直徑是否均有年齡相關的變化，此前並無可靠數據。

這個缺陷目前已經補全，由亞洲大學視光學系曾榮凱教授指導的篩檢計畫，其結果綜合於下表。其中，中學大學生及年輕人（30-45 歲）適合配用單光隱形眼鏡，中年人（46-65 歲）適合多焦鏡片，老年人（> 65 歲）則可能有配用低視力鏡片的狀況。

	平均年齡（歲）	參加人數（N）	R1（右眼）	R2（右眼）	R1（左眼）	R2（左眼）
高中學生	18.0±0.1	63	8.09±0.44	7.76±0.40	8.08±0.40	7.75±0.40
大學學生	21.1±2.2	223	8.03±0.38	7.78±0.39	8.06±0.36	7.76±0.35
青年	38.3±4.4	51	8.04±0.43	7.82±0.46	8.02±0.39	7.79±0.45
中年	53.9±5.2	68	7.97±0.41	7.79±0.37	8.01±0.45	7.83±0.42
老年	72.1±9.3	34	8.00±0.12	7.69±0.01	8.01±0.09	7.67±0.01

註：R1 爲水平方向之弧度（radius），R2 爲垂直方向之弧度；單位：毫米（mm）；儀器：Nidek ARK-500A。

數據顯示，臺灣人的角膜曲度在 18 歲之後已經趨於穩定不變，而角膜的形狀爲 oblate，如下圖：

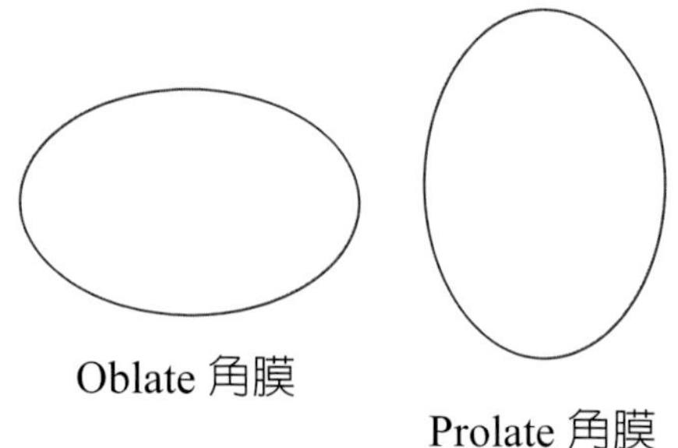

臺灣角膜 oblate；（左），水平軸的弧度半徑大於垂直軸的弧度，像是一個從上下方壓扁的氣球球面；美國眼 prolate（右）是垂直軸的弧度半徑較大，像是從左右兩邊壓縮的氣球球面。

結論：僅以角膜形態的數據來看，臺灣眼比較近於日本眼，比美國眼小並平。所以鏡片的選擇應該以已經證明日本人可以長期安全戴用的鏡片參數（parameters）爲主，而非基於美國人眼而發展的鏡片。但是要眞正好好地爲臺灣人配鏡的話，還是需要進一步的考量。如上述，據亞洲大學視光學系實地測量發現，本國人角膜弧度在 18 歲後不再變化，在為本土族群特別打造的鏡片，以及臨床的裝配，均為優勢。但在發展國際運用鏡片時，其設計和材料範圍必須考慮到，與隱形眼鏡配戴成功直接相關的眼部解剖學和生理學中存在的種族差異，測量各種族的角膜弧度是最為重要的一步。能更進一步的了解眼部特徵的種族差異，會有助於從業者的臨床決策過程中，才能獲得更成功的配戴結果。

第3章 鳳眼配鏡指南

第一節　鳳眼配鏡的考量

鳳眼者，臺灣／亞洲人的眼睛也（下圖右）。

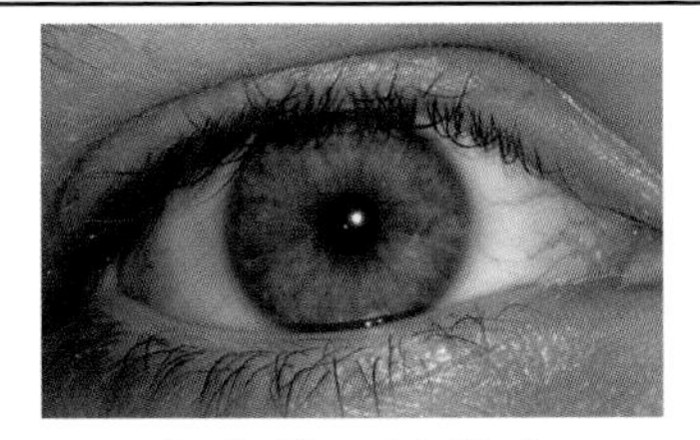	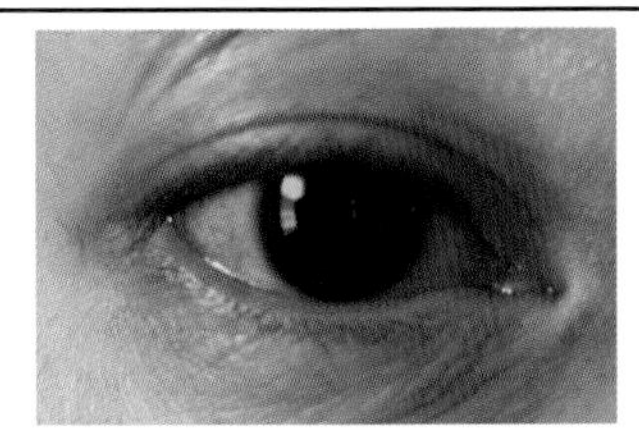
一個白種人的眼睛。	一個臺灣人的眼睛。上眼皮遮蓋了 1/3 的角膜，影響到眨眼時，鏡片的位置與移動、角膜生理的變化，以及鏡片與空氣／氧的接觸、吸收度。

如前一章所述，亞洲人與白種人的水平可見虹膜直徑（HVID）有差異，亞洲人的 HVID 小於 0.3 mm 範圍之內。Chenyak 研究了亞洲人和白種人眼睛在角膜幾何形狀方面的差異。得出的結論是，許多亞洲人的角膜相對於角膜緣更爲對稱，角膜緣由虹膜的外邊界定義。這一點優於白種人，在白種人受試者中，角膜頂點位於比角膜幾何中心更靠鼻方【23】。角膜尖端的位置會影響隱形眼鏡在眼睛上的位置，並可能導致顯著中心偏離。

另一個需要考慮的重要特徵是亞洲人的角膜敏感性較低【24】。這在某些情況下可能會出現問題，因爲亞洲人的眼睛在長時間佩戴隱形眼鏡時，更容易受到角膜的微創傷【25, 26】。

此外，Albietz 等人的一項研究發現，亞洲人的眼睛在 LASIK 前後的眼表染色度較多【27】。然而，進一步的研究發現亞洲和白種人非鏡片佩戴者，在角膜上皮屏障功能方面沒有差異【28】。當鏡片的氧氣水平降低（低 Dk/t 鏡片、短期閉眼、過夜佩戴）時，亞洲人的眼角膜上皮滲透性（permeability）顯著增加【29】和內皮泡形成亦增加【30】。因此，只有高度透氧的鏡片才不會對亞洲人的眼睛造成壓力。

Long 和 McNally【31】的一項研究發現，在 87 名亞洲患者中，只有一名因配戴不良而停用了 lotrafilcon A 鏡片，99% 眼睛的鏡片配戴適合度，被判讀爲自可以接受至極佳。56% 的眼睛選擇了 8.4 毫米半徑的鏡片；44% 的眼睛安裝了 8.6 毫米半徑的鏡片。因此 lotrafilcon A 鏡片的總直徑爲 13.8 毫米，可能對 HVID 較小的亞洲人眼睛有利。

還有一項研究【32】，旨在調查亞洲人眼睛鏡片的臨床性能，發現 41 隻眼睛中，只有 24 隻眼睛使用 8.7/14.5 mm etafilcon A 複曲面鏡片，獲得了可接受的貼合度和令人滿意的視力。大約 40% 的受試者無法使用這種一次性鏡片達到臨床上可以接受的適合度，主要是因爲鏡片太鬆，很可能就是因爲中國人眼睛的角膜曲度更陡。而 HVID 和眼瞼孔徑大小似乎不會影響此一鏡片的貼合度。

第二節　構造上的考量

亞洲人的上眼瞼往往更厚、更飽滿，有單雙眼皮之分。雙眼皮是指上瞼皮膚在瞼緣上方有一淺溝皮膚，當睜眼時，此溝以下的皮膚上移，而此溝上方皮膚則鬆弛，在重瞼溝處懸垂向下折。遺傳上，雙眼皮是顯性，單眼皮爲隱性，分布率依地域與族群而異。歐美人沒有眞正的雙眼皮，實際上是眉骨眼眶溝。

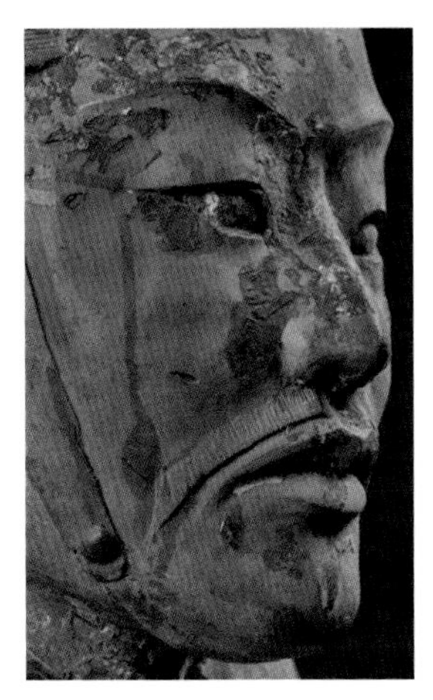

圖9　單眼皮的秦俑

與白種人相比，亞洲人的上眼瞼中存在更多的脂肪組織，並且眼眶脂肪含量進一步向下（上眼瞼）和向上（下眼瞼）延伸。眼瞼位置、張力和眼瞼縫的大小，均可能會導致隱形眼鏡置入和取出的困難。

與白種人相比，亞洲人的眼瞼縫更小且更傾斜。亞洲人的睫毛上翹度較低（睫毛根部與眼瞼邊緣之間的角度），捲翹度也較低

（睫毛根部與其尖端之間的角度），橫向直徑較粗的睫毛較少（更厚、更直）。許多亞洲人眼睛的上睫毛可能會附靠在角膜上而不會引起不適，可是在嘗試置入隱形眼鏡時，這種情況可能會導致問題。

眼瞼的主要功能之一是能反射性的閉合，以保護眼睛和防止異物進入。眼瞼的另一個重要功能是每隔幾秒鐘會將眼淚刷在眼睛表面，以保持眼睛溼潤，即每次眨眼，都會有一種輕微的抽吸或擠壓機制，讓眼淚流動。此外，還有一輕微的水平動作，將淚液推向排淚點（punctum），透過排淚系統清除廢液【33】。

眼瞼含有幾種不同類型的腺體，包括皮脂腺、汗腺、淚腺和瞼板腺（meibomian gland）。每天提供潤滑眼淚的附屬淚腺很小，散布於整個眼瞼。主淚腺則位於上眼瞼上方和眼眶下方。以前認為主淚腺負責反射性淚液分泌，而 Wolfring 亦名 Krause 的附屬淚腺，負責基礎分泌。但最近的證據表明，所有的眼淚都可能是反射性的，附屬腺體約占眼淚總分泌量的 10%。

控制眼瞼功能的肌肉或肌肉群，即眨眼，將上眼瞼保持在正常位置的肌肉是：提肌（levator muscle）、穆勒肌（Muller's muscle）和額肌（frontalis muscle）。

另一更大的肌肉群稱為眼輪匝肌（orbicularis oculi muscles），環繞著眼睛，作用是及時強行閉上眼睛以免受外傷，眼輪匝肌也可以控制面部表情。

皮膚鬆弛症（dermatochalasis）是在 50 歲以上的人群中出現的額外眼瞼皮膚。皮膚鬆弛症是正常衰老過程的一部分，由於隨著年齡的增長，脂肪脫垂或向前移動，以及眼瞼組織失去強度（tone）而引起的。皮膚鬆弛症有時非常嚴重，到阻塞上視野的地步，這種情形可以進行稱為眼瞼成形術的手術，以去除該組織並恢復完整的視力功能。年輕人的眼瞼組織強度有時會影響到裝配隱形眼鏡，因爲眨眼時力道過強會把鏡片擠出角膜。

比較重要的是角膜氧氣及養料的供應：

1. 眨眼率正常

眨眼後，眼表有一層淚液以一定的厚度覆蓋，並維持一段時間，這稱爲破裂穩定性。眼淚不僅可以保持眼睛溼潤，而且對維持眼睛的健康功能也有重要作用。

防止乾燥：眼淚透過覆蓋眼睛表面來防止乾燥，並保護它免受外部刺激。

爲眼睛提供氧氣和營養：眼睛表面沒有血管，因此氧氣和營養物質透過眼淚輸送到表面細胞。

預防感染：進入眼睛的異物會被眼淚沖走。此外，眼淚中含有一種叫做溶菌酶的物質，它具有抗菌作用，可以防止微生物的入侵和感染。

修復眼睛表面的損傷：眼淚含有可以治愈眼睛表面損傷的成分。

在眼睛上創造一個光滑的表面：眼淚可以潤滑和撫平我們眼睛的表面，使光線正確折射，使我們看得清楚。

海洋動物不需要眼淚，因爲眼睛沐浴在海水中。一些海洋動物，例如海龜，在陸地上確實會產生富含黏蛋白的眼淚，以保護角膜，如果沒有眼淚保護，角膜上皮會迅速乾燥和受損。

2. 眨眼率異常

(1) 乾眼症（dry eye）與電腦視覺症候群（computer vision syndrome）。

(2) 貝爾痲痺是一種無法解釋的面部肌肉無力或痲痺發作。它突然開始並在 48 小時內惡化，這種情況是由於面神經（第 7 號顱內神經）受損所致，通常在面部或頭部的一側發生疼痛和不適。

病情是無法控制面部表情，例如不能正常微笑、瞇眼、眨眼或閉眼。貝爾痲痺通常會自癒，不會引起長期併發症，所以，按醫囑服用藥物很重要。保護受影響的眼睛並避免乾燥也很重要。白天使用人工眼淚和睡前使用抗生素軟膏可以保護角膜免受損傷。

一、角膜的氧氣與養分之供應

1. 開眼 + 正常眨眼：大部分氧氣及養分來自眼淚（氧氣來自大氣），供給上皮細胞層，但戴用隱形眼鏡時，供應量不足，會引起缺氧，而角膜內皮細胞層則由前房液供應。
2. 閉眼（如正常睡眠）時：角膜內皮細胞層由前房液供應，上皮細胞層由自脈絡膜的細血管供給。如果戴用隱形眼鏡入睡，會發生嚴重缺氧，引起角膜水腫，長期的話會引起新生血管侵入眼角膜。
3. 鳳眼的上眼瞼會阻礙被蓋住的眼角膜部分接觸足夠的眼淚，戴用隱形眼鏡阻礙更大。

第三節　了解配鏡過程

一、角膜評估

保持角膜健康仍然是隱形眼鏡配戴的最重要目標。現在已知角膜內皮在佩戴隱形眼鏡後，會改變其細胞密度、大小和形狀。內皮負責維持角膜中的含水量（過多的水會導致角膜水腫，因此在鏡片不合適的情況下會出現中心混濁）。健康的角膜當然是眼睛接受隱形眼鏡的必要條件。有角膜缺陷的眼睛，例如乾眼症，需要處理後才能配戴。在裂隙燈鈷（藍色）光下觀察時，用螢光素染色可以很容易地看到上皮缺損。評估內皮需要鏡面顯微鏡（specular microscope）檢查，雖然內皮的保持眼角膜水平衡功能非常重要，而且不能再生，但一般臨床極少觀察。最近發展出解析度極高的眼前部光學同調斷層掃描（AS-OCT, anterior segment-optical coherence tomography），也許在不久的將來可以運用在評估眼角膜各層的健康狀況，但目前還在發展中的技術。

以下是角膜內皮照片顯示各種不同變化：

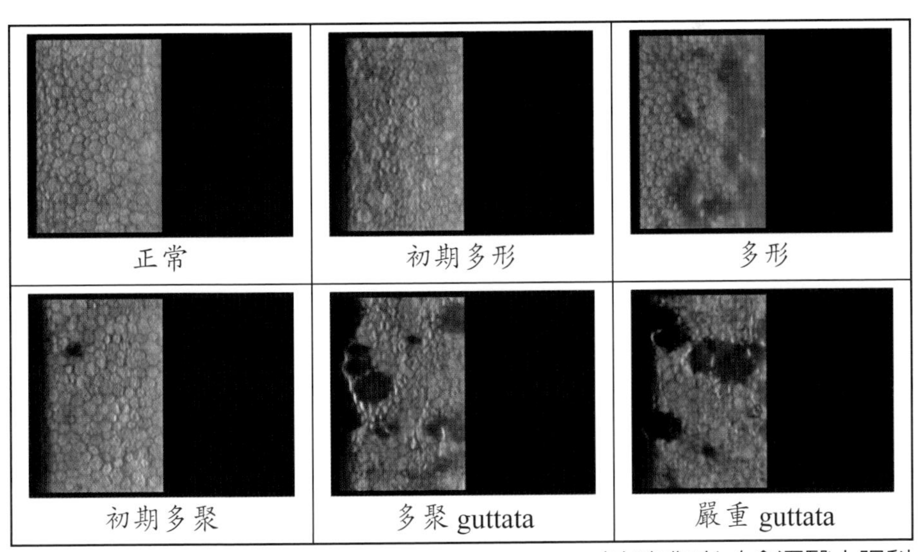

圖 10　Specular microscopy of corneal endothelium（來自作者／金澤醫大眼科收集臺灣人眼角膜圖集）

角膜中央部的內皮隨著人年齡的增長而變化。從 20 到 50 歲，大多數人的內皮細胞密度保持相對的穩定性；超過 50 歲，就開始緩慢減低；到 60 歲時，大多數人的內皮細胞密度顯著低落（見下表）：

年齡（歲）	平均細胞密度（cells/mm^2）
10-19	2,900-3,500
20-29	2,600-3,400
30-39	2,400-3,200
40-49	2,300-3,100
50-59	2,100-2,900
60-69	2,000-2,800
70-79	1,800-2,600
80-89	1,500-2,300

內皮形態異常的判讀可以分為以下數點：

1. 內皮細胞密度異常降低。高齡、疾病和損傷可能會導致內皮細胞密度顯著降低。當存在時，內皮細胞丟失應該是雙側對稱的，超過 280 個細胞 / mm^2 的差異具有臨床意義。
2. 多形性（pleomorphism）的存在。多形性是內皮的規則六邊形模式的顯著破壞，導致內皮鑲嵌穩定性降低。多形性繼發於眼部疾病、隱形眼鏡佩戴不良或正常老化變化引起的生理壓力。

如果患者的角膜內皮表現出少於 50% 的六角形細胞，則認為他或她具有臨床上顯著的多形性。由於其對內皮的液體屏障功能的影響，多形性的存在增加了患者發生醫源性角膜內皮病和術後角膜水腫的風險。

3. 多聚症（polymegethism）發生率升高或異常。多聚症的升高或異常率，通常是內皮疾病的第一個跡象。這一發現表明對角膜內皮的生理壓力和過度活躍的傷口修復機制，CV（coefficient of variation）值從 0.32 到 0.40 爲升高，CV 值高於 0.40 爲異常。儘管這些角膜的內皮功能可能仍然足夠，但內皮可能更容易受到損傷，而造成額外創傷，例如眼內手術、青光眼、糖尿病、葡萄膜炎或佩戴隱形眼鏡。
4. 角膜牙膠（corneal guttata）的出現、擴大或合併。角膜牙膠是內皮細胞分泌的膠原蛋白，在後彈力膜的後表面形成結節。當生理應激下的內皮細胞分泌一種改變的基底膜材料，並在細胞下積聚時，就會產生這些結節。異常膠原蛋白的沉積，最終形成結節狀病變，稱爲角膜牙膠。

佩戴隱形眼鏡引發的情況又可分爲：

1. 會在角膜內皮中產生急性和慢性形態學變化。具體而言，隨著隱形眼鏡佩戴時間的增加，臨床上顯著的多聚症的存在和發生率都會增加。
2. 儘管有幾種機制導致隱形眼鏡誘發的內皮病變的發展，但佩戴低透氧性隱形眼鏡似乎是主要原因。此外，隱形眼鏡引起的缺氧，會導致內皮細胞損傷、繼發於慢性角膜腫脹和消腫的內皮功能喪失。
3. 當患者出現隱形眼鏡引起的內皮病變時，停止佩戴隱形眼鏡不會導致形態學變化的快速逆轉。但是，如果停止佩戴隱形眼鏡，或者患者改用具有顯著更高透氧度的隱形眼鏡，則可能在幾年內恢復到一定程度。

與所有類型的角膜內皮病變一樣，隱形眼鏡誘發的內皮病變可能會產生與角膜水腫相關的臨床體徵和症狀。除了視力模糊、視力不穩定和畏光外，患有臨床上顯著的隱形眼鏡誘發的內皮病變的病人，在佩戴隱形眼鏡時可能會抱怨有異物感，嚴重時還會出現角膜衰竭綜合徵（corneal exhaustion syndrome）[34]。

二、配鏡時所需參數

1. 確定優勢眼（dominant eye）

驗光教學時很少強調這一重要部分，很多時候，病人自己求診是因爲優勢眼的視力改變，感覺有異。優勢的定義爲「一隻眼睛在某些感知或運動任務中優於另一隻眼睛。」功能優越並不一定意味此眼比另一眼有更好的視力，也與偏用左右手無關，但是一定要盡可能的矯正，要達到最佳視力。

可以透過兩種方式測眼優勢：

(1) 運動優勢：常用的是「卡片上的洞」測試法，請病人持一中心剪有一小洞的索引卡並保持在手臂長度的距離，然後睜開雙眼並移動該孔鎖定遠距視力表的一字母，測試者交替的遮住每隻眼睛，當另一隻眼被遮住時，優勢眼是還能看到字母的那隻眼；也可以透過讓患者用兩隻手形成一倒三角形孔（見下圖），雙眼均張開，透過這一個孔，鎖定遠距視力表上的一個字母（或 6 公尺外的一個物件），順次閉眼，還能看到字母的一眼就是優勢眼。此技術通常也用於槍枝瞄準訓練。

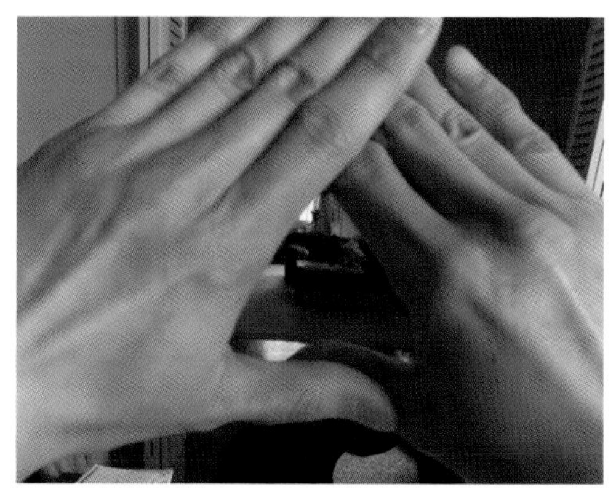

圖 11　優勢眼測試法之一

(2) 感官優勢：這是一常用客觀測試法。讓病人佩戴最佳矯正處方，注視著遠距視力表，然後將 +1.50 測試鏡片置於一眼之前，然後換到另一眼。優勢眼是雙目同時注視遠距視力表時，最明顯的顯示模糊度增加的那隻眼。

(a) 如果病人平日在近距離工作上花費的時間比在遠距離的時間多，並且更關心近距離視覺的清晰度，那麼還需要確定近距離優勢眼。此時使用近距視力卡重複上述過程，不過使用的測試鏡片為 –1.50，近距的優勢眼是最明顯雙目視力模糊的那隻眼。

(b) 如果遠近距離的優勢眼不相同，則該病人非常適合佩戴單焦點或多焦點隱形眼鏡。如果優勢眼在遠距離和近處都相同，則可能需要考慮病人自述平日最重要的遠近距離視覺活動，而定其優勢眼。

注意　如果優勢眼有大量散光，那麼在沒有復曲面隱形眼鏡的情況下，達到清晰的視力會很困難。還有，軟式多焦點鏡片雖能掩蓋高達 –1.25D 的 cyl，但優勢眼矯正時，即便使用超過 –0.75D 的任何矯正處方都不會達成完美的清晰度。

在最初選擇多焦點隱形眼鏡時，兩眼視力平等是目標，因此眼優勢最初可能不會發揮作用。但是隨後的調整，對具有中度或高度閱讀處方的病人，確定優勢眼是有絕對的必要性。

2. K 值

這部分視光教育均有詳細教學課程，即使用各式角膜曲率計來測量角膜曲率，以毫米爲單位，稱爲「K」值。而隱形眼鏡的基礎曲線（BC, base curve）必須基於角膜的基礎曲線，例如，在設計硬式鏡片時，BC 可以設在混合 K 上、在平的 K 上，或比最平的 K 還稍平；而在軟式鏡片的選擇時，BC 通常比最平的 K 還平，這樣可以促進淚液（主要是氧氣和營養）的交換。還應該注意的是，K 讀數是角膜中央 2-3 毫米的讀數，因此，試戴鏡片一途仍然是選擇鏡片最實用的方法。[注1]

3. 上下眼瞼的縫隙

正常睜眼時的瞼裂或上下眼瞼的縫隙，是選擇鏡片直徑（即大小）的決定性因素。這是因爲被眼瞼覆蓋的角膜部分已經不能獲得足夠的氧氣（如臺灣人的眼睛），較大直徑的鏡片會剝奪角膜更多的氧氣，應該避免。

注 1 術語：多數角膜都有兩個 K 值，多半一水平，另一相差 90° 垂直；英文稱爲 flattest 或 steepest K；平 = flat，陡 = steep；K 值大 (flat)/ 小 (steep) = 角膜曲率長 / 短，因此鏡片設計 BC 比 K 平（flatter than K）= 加值，比 K 陡（steeper than K）= 減值。

4. VID（visible iris diameter）

VID 就是角膜直徑，平常以水平方向（HVID, horizontal VID）爲準，也可以是選擇鏡片大小的決定因素。如前述，也是基於鏡片覆蓋的角膜面積。一般來說，鏡片直徑越小對角膜健康越好。此外，較小的鏡片直徑與增加基曲線（BC）具有相同的效果，即較小的鏡片比大的鏡片顯得更平坦。但也應注意，有時病人會因爲鏡片直徑太小，而出現眩光和視力不穩定的情況。還有，如果鏡片太小，置於瞳孔非常大的眼睛之上，會出現周邊模糊的現象。

5. 調整度數

除了 BC 和直徑外，由於頂點距離（即眼鏡鏡片後部與角膜 / 眼睛之間的距離）的差異，所以需要調整鏡片度數。一般無論是使用試鏡架還是使用綜合屈光儀，都是在離眼睛約 13 毫米的距離處進行驗光。隱形眼鏡是直接安裝在眼睛上，因此實際所需的屈光度將更少（或更多），尤其是當眼鏡鏡片屈光度超過 4D 時。例如，–5.00D 的眼鏡鏡片度數需要 –4.50D 的隱形眼鏡度數。轉換表如下所示：

正值鏡片		負值鏡片	
眼鏡片	隱形眼鏡片	眼鏡片	隱形眼鏡片
0 to +3.75D	0 to +3.75D	0 to –3.75D	0 to –3.75D
+4	+4.25	–4	–3.75
+5	+5.50	–5	–4.50
+6	+6.50	–6	–5.50
+7	+7.75	–7	–6.50

正值鏡片		負值鏡片	
眼鏡片	隱形眼鏡片	眼鏡片	隱形眼鏡片
+8	+8.75	–8	–7.25
+10	+11.50	–10	–8.75
+12	+14.25	–12	–10.25
+14	+17.25	–14	–11.75
+16	+20.50	–16	–13.00
+18	+24.00	–18	–14.50
+20	+27.50	–20	–15.75

大多數隱形眼鏡教科書和網上，或特別計算機程序（app）中，也提供這種轉換表。

請注意，在高度近視（惡性近視）和遠視（水晶體摘除）中，可能必須透過數次驗光來進行調整，因爲即使頂點距離的微小變化，也會導致很大的差異。

6. 修正因子

隱形眼鏡與眼角膜之間的幾何匹配是近似性的，隱形眼鏡鏡片中心和角膜頂點並非 100% 對齊，大多數配鏡方式均使用 K 讀數中最平坦的方位線（以毫米爲單位），透過表 2 中顯示的每個預定鏡片尺寸的增量，能夠更平坦地擬合。因此，如果患者的 K 讀數爲 7.71 毫米（43.75D）和 HVID 爲 12 毫米（採用的鏡片直徑應是 13.5 毫米），初始基弧的計算，應該是：7.71 + 0.9 = 8.61 毫米。如果計算出的半徑，落在兩條可用基曲線的中間，則應選擇兩條曲線中較平坦的一條【35】。

依預定鏡片尺寸的大小，而調整成更平半徑的增量：

鏡片大小（mm）	更平調整量（mm）
12.5	0.5
13.0	0.7
13.5	0.9
14.0	1.1
14.5	1.3
15.0	1.5
15.5	1.7
16.0	1.9

7. 鏡片選擇

(1) 軟性鏡片是基於 HEMA，含有 30-70% 的水。現在有日戴、3 個月延長戴、日拋、1-2 週拋鏡片。選擇時可以基於病人的生活方式，有時也基於經濟問題。

(2) 硬鏡片現在是矽基 RGP 鏡片。經典的 PMMA 鏡片不再使用或很少使用。RGP 鏡片的裝配原理與 PMMA 鏡片的裝配原理相同，即裝配在 K 上或比 K 更平，以允許鏡片隨著眨眼移動。由於高氧氣傳輸，RGP 可以安裝在 K 上，以獲得更好的穩定性。

(3) 特殊鏡片是具有復曲面設計的鏡片以及雙焦鏡片，均有硬式與軟式。由於需要限制因眨眼而導致的鏡片旋轉，因此必須內置棱鏡或類似設置以固定鏡片的方向。儘管如此，鏡片旋轉有時仍然過大，而無法提供穩定的視力。每次眨眼後都會出現短暫時間的模糊，有些病人根本無法忍受。

三、如何裝配單光軟鏡片

此為最基本的配鏡技術，以下亦為複習之用：

最常用的隱形眼鏡是用於近視或遠視的單光鏡片。裝配原則包括 (1) 確保鏡片基弧和角膜曲率之間的適當互動關係；(2) 根據瞼裂寬度和角膜直徑選擇合適的鏡片直徑；(3) 特別注意病人在隱形眼鏡佩戴期間，供應角膜能有充足的氧氣和營養。

1. 第一次就診

眼部健康評估：隱形眼鏡檢查是常規眼科檢查的延伸。因此，重要的是要確保眼睛沒有任何可能影響成功配戴隱形眼鏡的疾病。事實上，現有的問題應該儘快解決，因為佩戴隱形眼鏡可能會加劇這些問題。

2. 驗光、K- 讀數和試用鏡片選擇

大多數軟性鏡片現在有兩種基弧：8.4（或 8.3）和 8.8（或 8.7），用於 14 毫米鏡片，更長的 BC 用於更大的鏡片。選擇基於 K- 讀數。較長的 BC 適合屈光度 < 43-44D 的角膜，較短的 BC 適合屈光度 > 43-44D 的角膜。角膜曲率 < 40 和 > 45D 時，可能需要訂製鏡片。

試戴鏡片──由醫生、驗光師或訓練有素的助手進行。只需要求病人向下看，保持雙眼睜開，拉開上眼瞼，然後迅速放置鏡片到角膜上緣鞏膜區，將困在鏡片下的空氣壓出後，鬆開眼瞼，請病人正常的眨眼。訓練有素的助手可以在指導患者戴用和取出（insertion and removal, I&R）鏡片方面，提供寶貴的幫助。對於未成年人，應建議家庭成員不要在 I&R 教導時在場，因為他們經常

會分散病人的注意力。

裂隙燈檢查以評估鏡片的移動和對中性。鏡片過度移動和位置太低，表明鏡片 BC 可能過平；很少或沒有移動，或者鏡片位置太高，可能是鏡片過緊，因此需要調整鏡片基弧。

患者指導：(1) 佩戴時間、(2) 鏡片置入和取出、(3) 鏡片保養、(4) 眼部護理、(5) 需要注意在發生問題時的跡象、(6) 常規複查時間表。

3. 隨訪——通常在適應／佩戴一週後

眼部健康評估：同樣地，在戴上一段時間的鏡片後，檢查眼睛以確保角膜沒有受到不當影響，並糾正殘留問題（如果有）。良好的視力和病人的舒適度是成功裝配鏡片的良好指標。

重新配戴軟性隱形眼鏡：隨著鏡片材料和設計的不斷發展，一些出現角膜水腫的患者需要重新配戴。角膜水腫的跡象包括，例如，角膜緣充血和角膜混濁，而且通常最佳視力 BCVA 不是 20/20 或 1.0，驗光結果也與之前的矯正值有很大的不同。

四、如何裝配彩色隱形眼鏡

彩色隱形眼鏡的選擇相當多，例如，Freshlook 雙週一次性鏡片有 3 種類型：顏色、顏色混合和顏色增強劑。非一次性等效物是 Durasoft 彩色鏡片和 Wildeyes（例如，萬聖節派對或戲劇用途），現在也有 Acuvue Colors 和 Biomedics Color 鏡片。

還有亞洲非常流行的角膜緣環鏡片（limbal lens），讓病人有大眼睛、美目盼兮的外觀。

一般的原則：

顏色和鏡片類型的選擇當然取決於病人。有時這是個問題，因爲病人可能想嘗試每種可用的顏色——這是對試用鏡片的一大浪費。通常，可以先與病人討論他的喜好後，縮小到一兩種顏色。配鏡前需要向病人解釋臨床人員只負責驗配（即評估眼睛健康），如果配戴成功，他們可以購買想要的任何顏色。這樣的處理，大多數病人會很樂意的只嘗試一種或兩種彩色鏡片。

具體的步驟：

1. 確保患者的眼睛健康。
2. 驗光。
3. 角膜曲率測量。
4. 置入試用鏡片，等待幾分鐘讓鏡片固定。
5. 觀察鏡片的移動和維持中心性。
6. 指導鏡片戴用、取出（I&R）和鏡片護理。
7. 必要時增加戴用時間：第一天 6 小時，每天增加 2 小時直到 12 小時，然後在一週內回診。
8. 如果 OK，發出處方。
9. 一年後複查。

常見的問題：

大多數患者只是部分時間佩戴彩色鏡片，不過：

1. 常見的隱形眼鏡相關問題：乾眼、角膜緣充血、鏡片移動過度或不足、過度佩戴等。
2. 有些患者在晚上可以看到鏡片上的顏色圖案（因爲瞳孔散大），可改用其他純色鏡片或透明鏡片。

五、複曲面（toric）鏡片配戴法

第 1 步

從新的驗光所得的屈光值開始。

第 2 步

將試用鏡片置入病人的眼睛，等待 10 分鐘讓隱形眼鏡自然定位在眼睛上，然後再評估隱形眼鏡的貼合度和視力。

第 3 步

評估隱形眼鏡的表現：

- 隱形眼鏡的角膜覆蓋和居中度。
- 在主要或向上注視位置眨眼時，隱形眼鏡的移動度。
- 觀察複曲面鏡片上的標記，以確定鏡片旋轉的方向和角度。

第 4 步

評估視力：

- 執行加用球面試用鏡片的驗光，以得到需調整的屈光度。
- 如果視力提高，換用調整過球面度數的新試戴鏡片，或更換具有新度數的隱形眼鏡。
- 注意：如果有任何鏡片體旋轉的情況，增加正或負球面度數，可能不會提高視力。

下一次試用鏡片選擇或最終的隱形眼鏡處方前，需要補償軸差（軸差補償參見 LARS/CAAS 方法）。

六、用於軸差補償的 LARS/CAAS 法

LARS（Left Add, Right Subtract）和 CAAS（Clockwise Add, Anti-clockwise Subtract）分別是左加、右減和順時針加、逆時針減

的首字母縮寫詞，基本上是同一個意思。

如果發現複曲面隱形眼鏡在眼睛上旋轉，LARS/CAAS 是一個確定下一個試用鏡片或最終鏡片處方的隱形眼鏡軸的方法。

一般以時鐘 6 點爲主點，如果隱形眼鏡在眼睛上向左或順時針旋轉，則應將鏡片旋轉的角度添加到現有的軸上，以進行下一次試鏡或最終處方。

如果眼睛上的隱形眼鏡是向右或逆時針旋轉，則應從現有的軸中，減去鏡片旋轉的角度，以用於下一個試鏡或最終處方。

例子

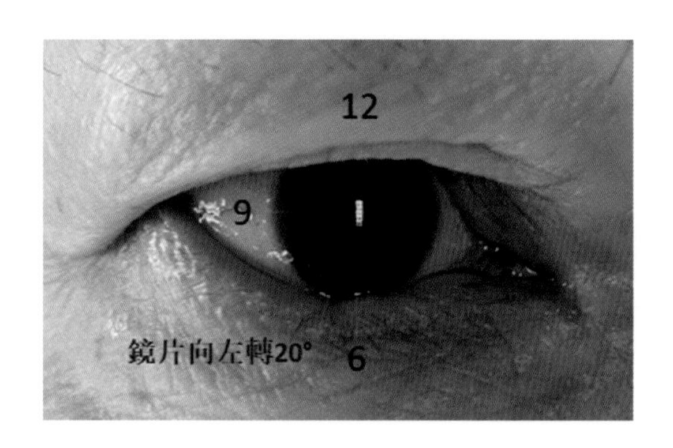

圖 12

在圖 12 中，隱形眼鏡向左（順時針）旋轉了 20°（藍線）。依 LARS/CAAS 法，應將旋轉角度（即向鼻方轉 20°）添加到現有軸上，以用於下一次試鏡或最終處方。

如果鏡片屈光度數爲 –1.50 = –0.75×180

則下一次試用鏡片度數或最終處方，應爲：–1.50 = –0.75×20

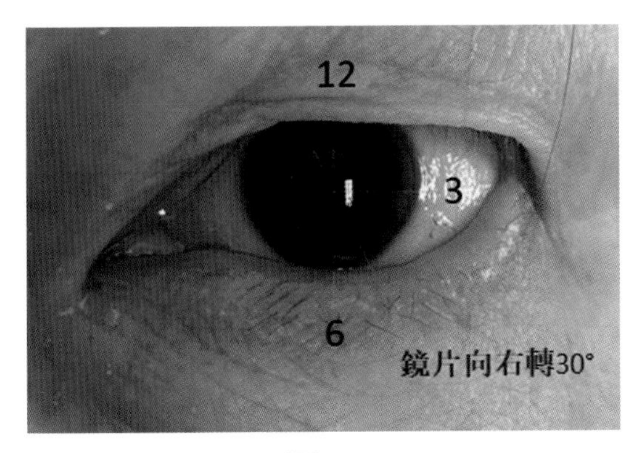

圖 13

在圖 13 中，鏡片向右旋轉了 30°（逆時針）。採用 LARS/CAAS 法，應從現有軸中減去旋轉角度，即 30°，以用於下一個試鏡或最終處方。

如果鏡片屈光度爲 –1.50 = –0.75×180

下一次試用鏡片度數或最終處方，應爲：–1.50 = –0.75×150

七、多焦點隱形眼鏡

臨床裝配多焦點隱形眼鏡並不容易，特別是兩眼都配用多焦鏡片的情況之下。雖然成功率並不低，可是一般臨床還是選擇一眼配遠距離鏡片（常用遠距離優勢眼），另一眼則配近距離，用單光或多焦鏡片，一般稱此法爲單視（mono-vision）配鏡法。如果病人要求遠近距離的視力都需要達到 1.0，只有此法可行，但也有限制，即兩眼均戴用單光鏡片，一遠一近視，有些病人不能適應失去兩眼視覺（binocular vision）的情況。

另外，並非所有患者都適合多焦點鏡片，因此病人在視力 / 視覺上常常需要妥協，要有心理準備，配鏡前，臨床人員最好詳細與病人解釋清楚。

1. 在配鏡之前限定病人的期望

- 成功裝配多焦點鏡片很少是實現視力達到 1.0 的地步，而是讓病人在不戴眼鏡的情況下，也能正常做近距離的工作。其實病人對模糊的適應和容忍度差異很大，但因人而異，有些人可能認爲他們被矯正到 0.6 的視力就很好了，而另一些人可能對已經矯正到 1.0 的視力還是很不滿意。
- 需向病人指出可以達到的視力效果可能存在侷限性。例如多焦點鏡片在大半時間內，能滿足患者的大部分視覺需求，但未必是全時間。當然配用成功與否，還是病人主觀，依病人而不同的特定決定。如果使用同心環的鏡片，還會出現光暈或重影。

2. 配鏡時最好從病人就診時的眼鏡處方開始

- 如果病人有散光，先確定最佳的球面相等度數。如果試用球面相當值（spherical equivalent）的鏡片，而病人因視力模糊而感到不適，就可以預測病人可能不能接受戴用多焦鏡片的遠距視力，因此需要改用複曲面鏡片或特殊鏡片。
- 另一個重要的考慮因素是病人平日的習慣性工作距離；在微調近距度數時，應考慮到這一點，依工作距離而調整。

3. 評估最初的隱形眼鏡選擇

- 置入最初的試用鏡片後，等待約 15 分鐘，然後再進行評估。讓病人在這段時間內瀏覽練習——判斷現實世界的視覺而不是只看視力表上的字母，詢問病人佩戴鏡片後的視力如何，但應以雙眼均睜開時，才評估遠、近視力。病人不可單獨比較各眼，因爲視力一定不會理想。

- 如果患者報告對視力不滿意，則可以開始進行屈光微調以改善視力。同樣地，這應該在睜開雙眼並打開房間照明的情況下進行，從小的 ±0.25D 變化開始。在可能的情況下，應在診室外看著遠處的目標確認微調、加減屈光度的效果。
- 近視力的改善也應使用 ±0.25D 進行，最好是使用智慧型手機或平板電腦爲目標。
- 儘量減少距離和讀數的變化，並始終確認任何更改，以確保矯正一個視野區域不會對另一個區域產生不利影響。還値得記住的是，多焦點隱形眼鏡是自我適應的，患者需要幾天的時間才能完全適應新的視覺環境，而在第一天似乎很難看到的東西，在一週結束時可能會容易得多。因此，如果有時間適應，患者可能會對第一個處方感到滿意時，不要急於進行早期更改。
- 如病人主觀評分，評估何時視力有無改變，是非常有用的。例如在初次佩戴鏡片後，他們的遠視力和近視力評分爲 10 分時，在他們離開練習之前，任何少於 7 分的情況都需要再加強。
- 在大多數情況下，保持舒適的遠距離視力至關重要，尤其是對於駕駛等關鍵性遠距離工作。在這種情況下，可能有必要考慮在隱形眼鏡上，再加用閱讀眼鏡，以供閱讀字非常小的打印表或長時間的閱讀。

4. 評估眼睛上的鏡片

- 多焦點鏡片的配戴應該與任何其他軟性隱形眼鏡相同。鏡片應該保持居中位置，眨眼後表現出良好移動，並且在移動時可以平穩返回原位。還有：應注意鏡片的可潤溼性。

八、如何裝配透氧性硬式鏡片（rigid gas-permeable contact lens）

（一）基本考量

改變鏡片直徑時，需記得平均角膜直徑，如臺灣人爲 11.8 毫米。

應根據最平坦的 K 選擇，設計第一個鏡片。

用下眼瞼向上推動鏡片時，BC 過平的鏡片會向角膜下方移動。

如果加用鏡片驗光時顯示負值增加，即比處方的原值要大，則表示鏡片 BC 太陡（–0.50D = .1 mm 陡度）。

較大的鏡片往往比較小的鏡片更舒適、更穩定，因此微調應該是增加鏡片直徑。

如果要改變基曲線 BC，必須至少改變 0.05 mm 才能引起配合度的改變。

避免改變光學區（optical zone）。

（二）單視（single vision）鏡片裝配程序如次

1. 鏡片直徑

以 RGP 鏡片製作時，由於氧氣會透過這種鏡片擴散，因此可以將直徑做得更大。可以根據水平可見虹膜直徑（HVID）獲得直徑值，即從 HVID 中減去 2.3 毫米。例如用於 11.5 毫米的 HVID，鏡片直徑為 9.2 毫米。雙眼均需使用相同的直徑；否則，病人可能會感覺到兩個鏡片之間的差異，認為其中之一有問題。

2. BC

如果鏡片直徑小於 9 毫米，則其 BC 需比 K 陡 0.50D 或角膜散光的一半比 K 陡，以較陡者為準。基本原理是，小型鏡片的最終 BC 至少比 K 陡 0.50D。

例如，如果病人的角膜曲率是 42.00/42.50 @ 90°，K 是 42.00 D，一半的角膜散光是（42.50 – 42.00 D）/2 = 0.25D；因此，最終的 BC 為 42.00 + 0.50 = 42.50D。

作為進一步的示例，假設角膜曲率是 42.00/44.00 @ 90°。K 仍然是 42.00D，角膜散光的一半是（44.00 – 42.00D）/2 = 1.00D。因此，最終的 BC 42.00 + 1.00 = 43.00D。

如果鏡片直徑大於 9 毫米，則其 BC 需比 K 陡 0.25D 或角膜散光的四分之一比 K 陡，以較陡者為準。因為大的鏡片較緊，BC 需調節得更平才能補償。最終的鏡片的 BC 至少比 K 陡 0.25D。

第一個關鍵步驟是看戴上鏡片後的螢光素圖形。螢光素圖形看起來像 A 還是 B？

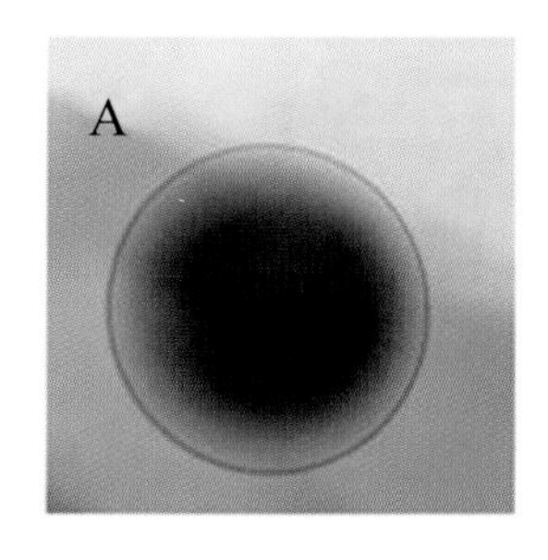

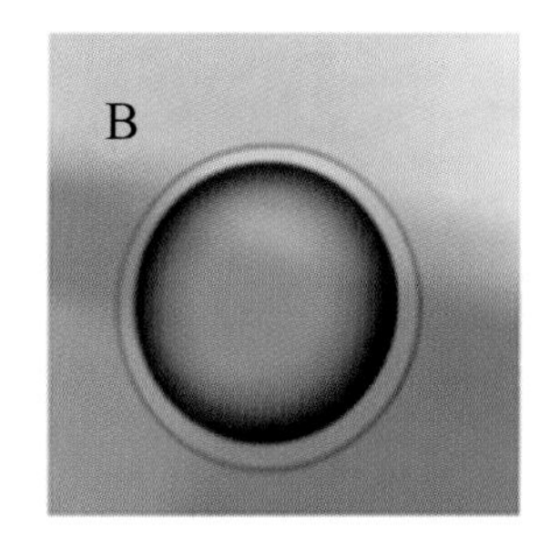

A. 鏡片曲度過平

- 鏡片中心區緊貼角膜，環繞此區是間隙區。
- 圖中暗色部分表示角膜受壓。
- 小一點的暗色區表示更大程度的過平度（此區越小，貼合角膜程度越高）。
- 鏡片大幅移動和偏離中心。
- 眨眼時會導致鏡片大幅移動，太過平的鏡片會掉落。
- 沒有被上眼瞼鉤住的鏡片，在眨眼時鏡片會被拉起，然後返回原位。

B. 鏡片曲度過陡

- 中央部分鏡片與角膜有間隙。
- 病人感覺舒適，因爲鏡片貼合角膜。
- 但鏡片移動度不足。
- 開始戴用時舒適度高，但一整天下來病人會抱怨視力模糊或眼睛發紅及有刺激感。
- 鏡片居中心而不偏離。

校正鏡片類型的步驟：

A. 過平的鏡片：

- 先將直徑增加 0.4 mm。
- 基礎曲線變陡 0.1 mm。
- 別忘了換鏡片度數，曲度變平需添加正的度數。

B. 過陡的鏡片：

- 先將直徑減小 0.4 mm。
- 將基曲線壓平 0.1 mm。
- 別忘了換鏡片度數，曲度變陡需增加負的度數。

3. 前複曲面透鏡

病人有球面角膜和殘餘散光時，需要使用前複曲面鏡片（後表面爲球形），這種鏡片使用棱鏡定位以保持正確方位。

裝配法與之前敘述的球面 RGP 透鏡的 BC 比 K 陡的方法相同。首先確定直徑，接下來，根據直徑選擇 BC。小於 9.0 mm 的直徑，BC 需比 K 陡 0.50D 或比角膜散光的一半值比 K 陡，以較陡者爲準；直徑大於 9.0 mm 時，BC 要比 K 陡 0.25D，或角膜散光的四分之一值比 K 陡，以較陡者爲準。然後透過輔有棱鏡定位的試用隱形眼鏡，上加驗光來確定度數。

裝配目標是達到在每次眨眼時，都會瞬間移動，但也立即返回中心位置的鏡片。前部複曲面鏡片需要穩定以免旋轉，這可以由鏡片上添加棱鏡和／或截斷鏡片來實現。如果增加棱鏡後，鏡片仍然轉動，鏡片也已被截斷部分，則需要調整棱鏡的軸心，此乃依照左加右減（LARS/CAAS）的原則：即左、加、右、減，來調整旋轉量。垂直子午線中的負度數越大，需要越多的棱鏡來減小旋轉度，棱鏡矯正從 1.0 棱鏡屈光度到 3.0 棱鏡屈光度不等。

初步的觀察還是以螢光素染色圖形爲主：

(1) 正規則散光（**With-the-rule astigmatism**）

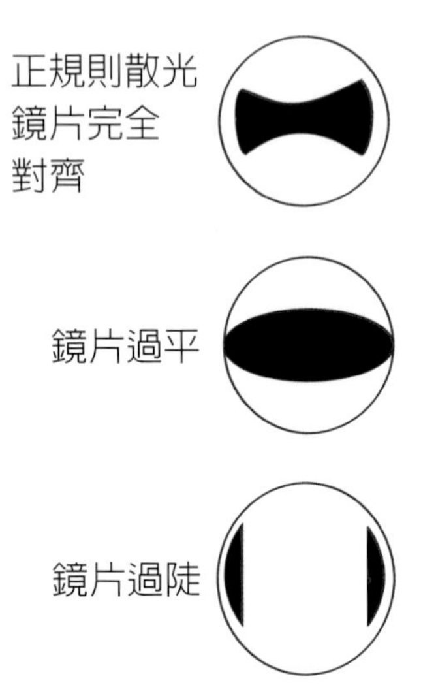

(2) 反規則散光（**against-the-rule astigmatism**）

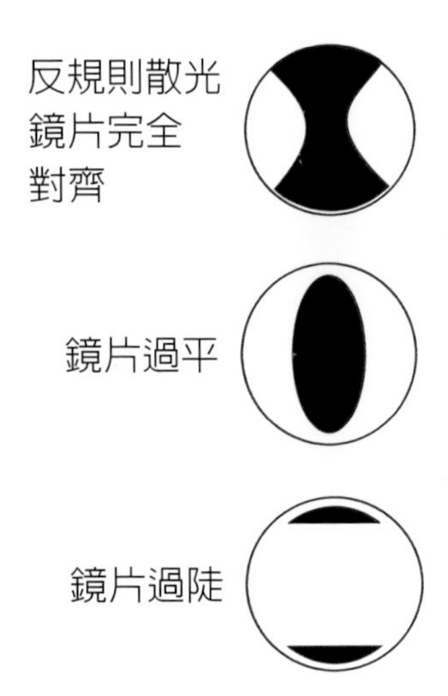

（三）後複曲（posterior toric）面與雙複曲面 bitoric 鏡片

後複曲面透鏡的前表面是球面的，而雙複曲面（bitoric）的前後表面都是複曲面 bitoric 隱形眼鏡，適合在角膜散光柱面屈光度等於或超過 2.50D 時使用。設計不難，可以視爲同一鏡片上同時有兩個球面，較平的 K 再加上更平化的 +0.25D，和較陡的 K 平化 +0.75D。

裝配 bitoric 鏡片時，最平子午線的鏡片度數採用與球面鏡片相同的方法確定。從病人主觀驗光屈光度的球面量中，減去最平子午線比最平的 K 還要平的量。要確定較陡子午線的度數，可將後複曲面的量（diopter 數値）與最平子午線的度數相加。最平坦的子午線將是正値最大（或負値最小）的度數。例如，如果主觀屈光度爲 –2.00 = –2.75×180，K 爲 44.00/46.75 @ 090，則 BC 將爲 7.67（44.00D）/7.34（46.00D）。平坦子午線的鏡片度數將爲 –2.00D，因爲該子午線合於「K」。陡經線比平經線陡峭 2.00D；因此，該經絡的度數將是 –4.00D，顯示出的鏡片度數可在鏡片儀中讀取。

當屈光柱面的數量大於角膜柱面的數量時，可以使用單純的後複曲面鏡片。例如，如果病人主觀驗光屈光度爲 –2.00 = –3.50×180，K 爲 44.00/46.50 @ 090，則當該患者配戴球面鏡片時，預計會有 1.00D 的殘餘散光，這可以用如上所述的前複曲面鏡片或後複曲面鏡片來矯正。

後複曲面鏡片的 BC 可以使用上述 bitoric 方法計算，最後的度數取決於鏡片材料的光學折射率。折射柱面的度數由以下公式決定：

$$\frac{\text{Index of refraction of lens material} - 1.00}{\text{Index of refraction} - 1.00} \times \text{Toricity of the base curve of the lens of keratometer}$$

如果在上例中使用 SGP2 材料（N =1.485），並以 2.00D 的複曲面安裝鏡片，那麼在鏡片上讀取的柱面度數將為：

$$\frac{1.485 - 1.00}{1.3375 - 1.00} \times 2.00 = 2.87\text{D}$$

在此例中，病人矯正不足量僅為 0.50D 柱面，這不會導致任何問題。

但是，如果病人適合使用低折射率材料，例如 Bausch + Lomb 的 Boston XO（N =1.415），則鏡片儀將顯示：

$$\frac{1.415 - 1.00}{1.3375 - 1.00} \times 2.00 = 2.46\text{D}$$

在此例中，病人的矯正不足量會超過 1.00D 面，這可能會給患者帶來視力問題。

因此，鏡片材料的折射率必須納入鏡片設計時的考量。

九、雙焦鏡片（bifocal）

1. 非球面多焦點隱形眼鏡

非球面多焦點隱形眼鏡的設計與漸進眼鏡鏡片的設計相似——

由遠到近的屈光度逐漸變化，鏡片中沒有可見的線條。與眼鏡不同的是，非球面多焦點隱形眼鏡是同時視覺鏡片，因此病人的視覺系統必須學會選用合適的鏡片度數。

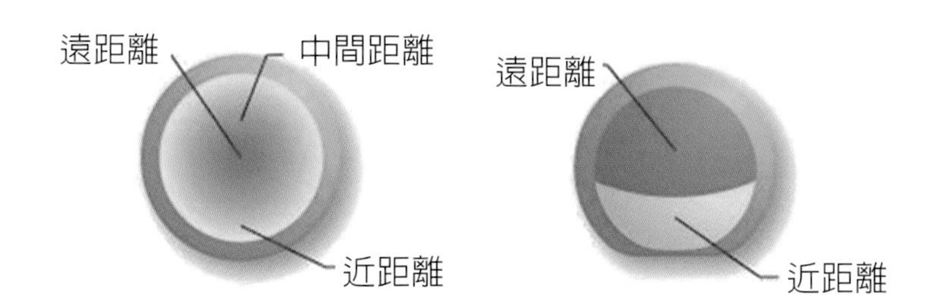

圖 14　左：轉區性（translating）鏡片；右：分段式（segmented）雙焦點鏡片

2. 轉區性（translating）鏡片或分段式（segmented）雙焦點鏡片

通常由 RGP 鏡片材料製成，這種鏡片的近、遠，有時中間區的處方力不同。依觀看點，瞳孔從一區移動到另一區。近距處方通常位於鏡片的底部，而遠距處方位於頂部——就像雙焦眼鏡一樣。對於需要在頂部而不是底部的設近處方的病人，也可以製成。

這種鏡片有的在底部裁截部分，也有加用 prism ballast 來定位，防止鏡片因眨眼而轉動。

鞏膜鏡（scleral lens）詳述於第五章醫療用隱形眼鏡。

第4章　鏡片材料與製造法

第一節　隱形眼鏡分類常識

如眾所皆知，隱形眼鏡可分爲硬式和軟式兩種。而軟式鏡片又可分爲含水（由聚甲基丙烯酸 2- 羥乙酯，poly-2-hydroxyethyl methacrylate，HEMA 製成，含水量爲 35-70% 的軟鏡片），以及不含水的矽膠軟式鏡片。最早的硬式鏡片是由現在已經很少使用的聚甲基丙烯酸甲酯（polymethyl methacrylate, PMMA）製成，取而代之的是，基於有機矽丙烯酸酯的材料製成的剛性透氧（rigid gas-permeable, RGP 或 gas-permeable, GP）鏡片。RGP 鏡片具有非常高的透氧率，可以讓角膜接觸到大氣中的氧氣（因此角膜可以更正常地「呼吸」）。HEMA 材料製成的軟式鏡片的透氧率，略遜於 RGP 和矽膠軟性鏡片，但在大多數情況下，足以滿足正常的角膜代謝。

一、硬式鏡片

1. PMMA 硬性隱形眼鏡：雖然現在很少有人配戴 PMMA 鏡片，但仍然値得一提的是，現代隱形眼鏡配戴技術源自 PMMA 鏡片配戴的經驗。由於無水分、零透氧，PMMA 鏡片必須要隨眨眼而移動，這樣才能允許困在鏡片下的淚液與外圍眼淚的交換，以提供角膜中央部分氧氣和其他營養物質，否則會因缺氧引起中央角膜雲霧化（central corneal clouding, CCC），即角膜水腫。因此，鏡片的基本弧度（base curve）必須比最平坦的角膜曲率更平，並且鏡片直徑要小（比如大約 7 毫米）。長期佩戴 PMMA 鏡片，還會導致角膜內皮細胞形態發生變化，影響到角膜排除水分的功能，很不理想。

2. RGP 硬式鏡片：這種鏡片比較適合角膜生理，因其在透氧方面，遠優於 PMMA。如果要安裝硬鏡片，RGP 鏡片爲首選。

二、軟式鏡片

1. 水凝膠（hydrogel）鏡片：水凝膠鏡片的含水量在 38-78% 之間。這些鏡片很脆弱，容易附著細菌，也必須小心處理，需存放在隱形眼鏡溶液中，並定期消毒。
2. 矽膠（silicone hydrogel）軟式鏡片：這些鏡片並不含水，但像水凝膠鏡片一樣柔軟，也能傳輸更多的氧氣。缺點是會吸引大量脂質，因而在清潔上會更加困難。

第二節　鏡片材料

據傳，隱形眼鏡自 1800 年代後期以來就已經存在，最初是用玻璃製成，從兔子或人類屍體的眼睛以石膏取模，然後注以融化的玻璃成形，產品很不舒服，只能戴很短的時間，最多不超過幾小時。這些玻璃鏡片隨後做得稍微薄一點，但並沒有眞正變得舒適，因此也從未眞正流行過。

塑膠時代來臨後，就變成另外一個天下，這個網站【36】附有一段 1948 年的影片，示範如何從眼部印出的模子製造塑膠鏡片，當然也是只有神經大條的女生才會自願上鉤：

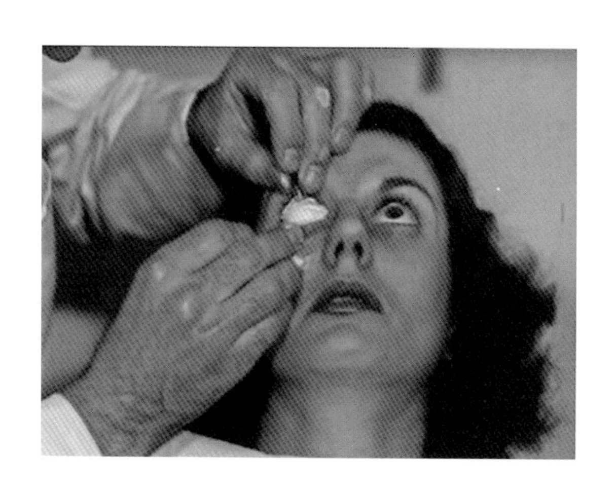

話又說回來，這種有點可怕的製造法，最近搖身一變，成爲 3D 打印機製造鞏膜鏡片法：

有一公司 EyeprintPRO【37】，現在能夠爲無法成功安裝傳統鏡片的病人，製造特別的鞏膜鏡片。

一般配角膜隱形眼鏡是從角膜弧形或地形開始，收集製造隱形眼鏡的數據。但這種方法如 keratometry 僅測量角膜表面的頂部中心部分，並不含鞏膜。3D 法是利用牙醫用膠體從眼部（含角膜及鞏膜）取模。幾分鐘後模具硬化後送到 EyePrintPRO，然後由 3D 掃描儀掃描模具，以獲得確切數據。透過這種方式，就能製成透氧性硬式鞏膜鏡片，這種鏡片並不接觸到角膜，角膜與鏡片之間的空隙相等於一個儲液器。

比較傳統的一般稱硬式隱形眼鏡的材料是 PMMA，軟式的是 HEMA（或 hydrogel），其實無人用其中文化學名，爲了行文完整起見，化學名詞的中英文全名含於次（參考資料[38]）：

自 1936 年，聚甲基丙烯酸甲酯（polymethyl methacrylate, PMMA）出現後，很快地變成隱形眼鏡商業化的第一個例子。到了 1970 年代，Wichterle 與 Lim[39] 發明了軟水凝膠（hydrogel，商業名稱爲 polymacon、化學名簡寫爲 polyHEMA 或更加簡化爲 HEMA，全名是聚甲基丙烯酸 2- 羥乙酯，poly-2-hydroxyethyl methacrylate），隱形眼鏡行業自此起飛。HEMA 是由甲基丙烯酸（methacrylic acid）和環氧乙烷或環氧丙烷（ethylene or propylene oxide）合成，然後聚合得成（下圖）。

(hydroxyethyl)methacrylate

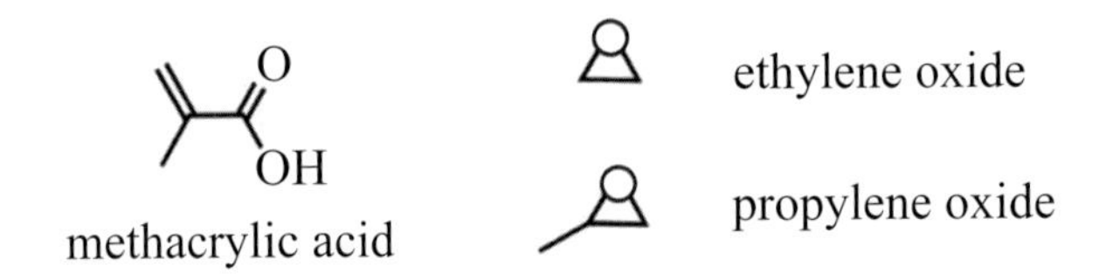

在利用 Polymacon，博士倫製成 Soflens 後，陸續就有一大堆用 hydrogel 製作的鏡片出現。也是因爲此時已了解到 PMMA 鏡片的不足，無法透氧，而角膜需要氧氣才能有正常功能，使用 HEMA 鏡片，起碼可以補足一部分這種缺憾。

Hydrogel 水凝膠的定義是：水必須占聚合物總重量（或體積）至少 10%。如果水的含量超過總重量（或體積）的 95% 時，就稱爲具有超強吸水性（super-absorbent）的水凝膠。

簡而言之，水凝膠透過聚合物中的高負電性原子（來自極性基團，polar groups，見下圖）產生電荷不對稱性，從而有利於與水形成氫鍵。有兩種類型的水凝膠（A. Hoffman, *Adv. Drug Deliver. Rev.*, 2001, 944, 62-73）：

Hydrogel 一般分成兩種，用途各不相同，隱形眼鏡屬永久性：

1. 化學／永久性

– 共價交聯（covalently cross-linked）

– 吸收水分，直至達到膨脹平衡點

– 在惡劣環境中維持高穩定性（如高溫、高／低 pH 之下）

2. 物理／可逆性

– 非共價交聯（例如依靠靜電相互作用）

– 更弱且更可逆的交互形式

– 反應溫度和 pH 的變化

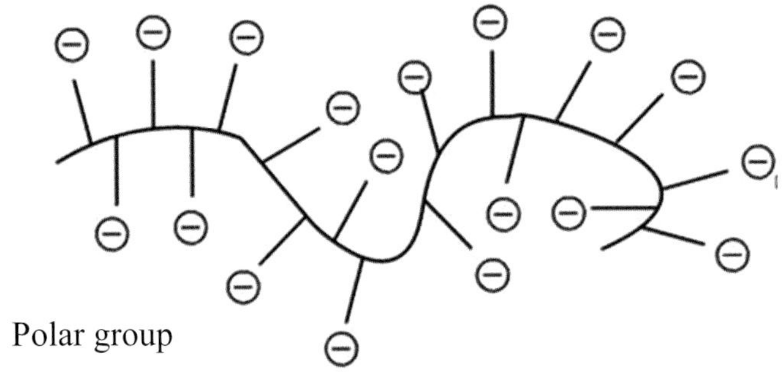

Polar group

（以下[40] https://www.compoundchem.com/2015/10/13/contactlenses/）

儘管這些 HEMA 軟鏡片在允許氧氣滲透方面要好得多，但仍有改進的餘地。最初是在水凝膠混合物中，添加其他聚合物（polymer）、共聚物（copolymer）來改變鏡片的性質，但仍然難以開發一種可以長時間佩戴，而不會導致眼睛缺氧的鏡片。鏡片薄化雖有所幫助，但還是有限度。要進一步提高鏡片的透氧性，倒是可以從輸入聚矽氧烷或有機矽著手。這些含矽和氧的聚合物的透氧性甚至比水還高，進一步提高鏡片水凝膠的透氧性後，使得長時間連續佩戴隱形眼鏡成爲可能。

唯一的問題是這些有機矽是有懼水性，因此，如果單獨使用，很容易出現黏附眼角膜等問題。第一代矽水凝膠鏡片採用了表面處理法，以使其具有親水性。第二代鏡片改用聚乙烯吡咯烷酮（polyvinylpyrrolidone, PVP）等潤溼劑，而最近的第三代則包含了一種本身即爲親水性的改性聚合物。

第三節　隱形眼鏡片製造法

一、如何製造軟式隱形眼鏡【41】

最基本的兩種方式是聚體鑄模（polymer casting）和車床切削（lathe-cut）。

以下資料來自【42】：

1. 旋轉鑄造（spin casting）

此法最初由博士倫公司發展。從一種液態聚合物爲原料開始，注入到轉模中，當模具旋轉時，離心力就會形成隱形眼鏡的曲度，鏡片的前表面由模具的曲度直接決定。在達到所需形狀後，立即使用紫外線聚合模具中的單體使其硬化。其後精細加工，鏡片的後表面打磨，並形成光滑的邊緣，這樣鏡片佩戴才會舒適。

旋轉鑄造的優點是具有極好的重現性（reproducibility）。

旋轉鑄造的缺點則是，依隱形眼鏡的設計，可能會增加球面像差（spherical aberration）。

2. 車床切削（lathe cutting）

因為博士倫有旋轉鑄造的專利，所以日本 Menicon 公司研發了車床切削法。此法是用尚未加水膨脹化的軟隱形眼鏡材料的圓盤（disc 或稱「鈕扣（button）」），每個鈕扣單獨安裝在車床的旋轉軸上，剛開始時的「鈕扣」厚度為 4.5 mm，直徑為 12-15 mm。在接下來的製造過程中，先處理鏡片直徑，在切削過程中，鈕扣會變薄至中心厚度約 2.5 mm。其後打磨約 50 秒後，先在超音波浴中清潔，然後切削前表面。隨後的後表面基本曲線以及外圍曲線都可以切削以達到要求。高度數的處方，鏡片前表面可以有多個前曲線。這樣，眼瞼對鏡片的觸覺感就會減少。切削鏡片表面曲度、打磨鏡片表面後，置鏡片於生理食鹽水中，然後儲存在泡罩中，以供給病人使用。

現代製造過程已經是使用計算機控制的精密切削前後表面成型後，將半成品的鏡片從車床上取下，並進行水合軟化，然後成品鏡片再進行質量保證測試。雖然車床切削法比注塑法步驟多且更耗時，但多年來該法利用計算機和工業機器人已變得更加自動化，現在只需幾分鐘即可製造出軟式隱形眼鏡。

車床切削法的優點是，此法為一成熟的技術，可用多種參數，與大多數材料兼容，但其缺點是勞動力大、生產時間較長，每個鏡片的成本較高。

3. 壓鑄成形（cast molding）

用壓鑄模製造時，前模具先注入液態單體，前模曲度也是隱形眼鏡的前表面曲度。然後扣上後模具時的一點壓力下，把液體單體平均分布在模具中。

有了前後表面，隱形眼鏡的整個形狀就已經做好了。用紫外線照射在單體後，就硬化成形。

鑄造成型的優點是每個鏡片成本都低，生產時間短，表面的質量極佳。缺點是並非所有材料都與此法相容，而且僅適用於大量生產需庫存的鏡片。

4. 注塑成型（injection molding）

此法的過程是，軟性隱形眼鏡的材料被加熱到熔融狀態，其後在壓力下注入模具中，然後將鏡片快速冷卻並從模具中取出。先打磨鏡片邊緣，鏡片在進行質量保證測試之前，經過水合軟化。大多數一次性隱形眼鏡都是透過注塑成型法製成的，因爲這種方法比車床切削法更快且成本更低。

5. 逆向法（Reverse Process III, RPIII）

逆向法 III 結合了旋轉鑄造和車床切削的優點來生產隱形眼鏡。鏡片的前表面採用旋壓法製造，後表面則採用車床切削法製造。

二、如何製造剛性透氣鏡片（rigid gas-permeable, RGP, or gas-permeable GP lens）

大多數剛性透氣鏡片（RGP 或 GP 鏡片）由含矽和氟的透氧塑料聚合物製成，含水量近乎零。因爲是訂做的，所以比大量生產的軟式鏡片昂貴。

設計 RGP/GP 鏡片時需要高度的個人化，因爲其形狀固定，不像軟式鏡片那樣自動貼合眼睛。鏡片設計的微小差異就會決定透氣鏡片的舒適度，成敗分明。

這種鏡片是利用計算機精密控制的車床切削法製成，類似於用於車床切割軟鏡片的工藝。一般情況下，鏡片送到開處方的醫生後，醫生診所會將鏡片浸泡在 RGP/GP 隱形眼鏡的護理液中，然後再配給病人戴用，此法可以「調優」鏡片表面，以得取更大的佩戴舒適度。

三、混合式（hybrid）隱形眼鏡是如何製造的

混合式鏡片的製造法與以車床切削製作軟性隱形眼鏡的方法非常相似，但有一個顯著的區別：混合式隱形眼鏡有一個由硬質透氣塑料製成的中央光學區，周圍是由軟性隱形眼鏡材料製成的周邊適配區。

這兩種材料透過廠家專利技術黏合在一起，以防止鏡片在水合後，兩種材料之分離。

四、鏡片性質加強與鏡片加值

1. 防蛋白質附著

由於隱形眼鏡是醫療器材，因此受美國 FDA 監管，根據 FDA 的分類，hydrogel 軟式鏡片分為 4 群：

第一群——低水分（< 50%）非離子化聚合體 Group 1-Low water content（<50%），nonionic polymers。

第二群——高水分（> 50%）非離子化聚合體 Group 2-high water content（> 50%），nonionic polymers。

第三群——低水分（< 50%）離子化聚合體 Group 3-low water content（< 50%），ionic polymers。

第四群——高水分（> 50%）離子化聚合體 Group 4-high water content（> 50%），ionic polymers。

這些屬性很重要，因為它決定了隱形眼鏡是否更容易吸引蛋白質沉積物。「離子型：鏡片表面帶負電，因此會吸引淚膜中帶正電的蛋白質。「非離子」水凝膠鏡片經過塗層處理，以減少表面負電荷，從而減少蛋白質沉積物的吸引力。

2. 彩色鏡片

各大隱形眼鏡鏡片製造廠商都有各自擁有專利的彩色膠片圖形設計及製造程序，下一例是 Alcon Dailies Colors 製造法，由四中空圓形彩色層合成：

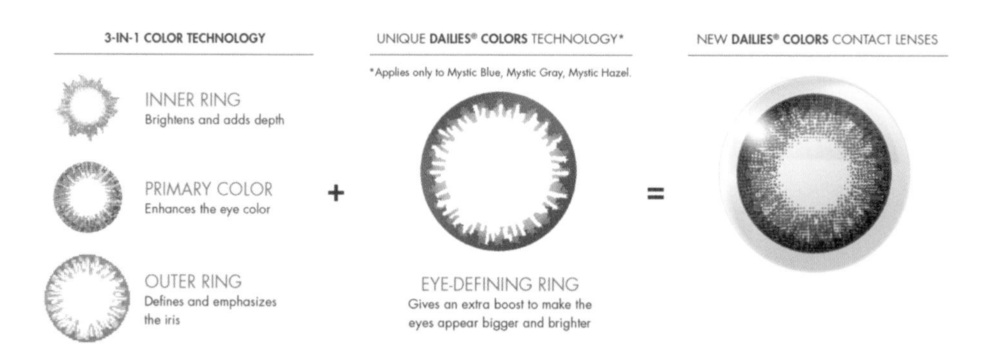

圖 15　廠商提供彩色隱形眼鏡製造例 Alcon Dailies Colors

至於專利設計可以參考 US4720188A，此發明乃基於一令人驚訝的發現，即可以透過在鏡片的整個虹膜部分上，沉積著色劑的間歇性圖案，來生產能夠讓眼睛有顯著顏色變化的有色隱形眼鏡。著色劑覆蓋至少約 10% 鏡片表面的虹膜部分，而且可以覆蓋鏡片表面更大的部分，要訣是鏡片表面的虹膜部分有足夠的部分沒有被著色，這樣就還可以看到原來的虹膜，從而提供自然的外觀。也有可能實際上導致基本的顏色變化（例如，從深棕色變到淺藍色），而同時仍然保留虹膜結構的可視性【43】。

值得一提的是彩色隱形眼鏡在臺灣和韓國比在美國流行【44】。最近，角膜緣環鏡片（limbal lens）的銷量大幅增長。邊緣環鏡片可美化眼睛外觀，顏料可以位於表面或材料內，但七種不同的日拋角膜緣環鏡片的色素位置，除一種外，所有測試的鏡片材料都顯示在鏡片表面【45】。位於鏡片表面的色素會與眼瞼結膜或眼結膜相互作用，不是特別理想。目前 1-Day Acuvue Define 的色素，還是以夾層法製成。

3. 阻擋紫外線照射（UV blocking）

製造阻擋紫外線鏡片的公司都擁有專利權，一般並不公開，不過從專利申請文件可以知道一二：

編號爲 US4719248A 的發明，是使用新型紫外線吸收或阻斷化合物是 2-（2- 羥基 -5- 甲基丙烯酰胺苯基）-5- 氯苯並三唑（2-(2-hydroxy-5-methacrylamidophenyl)-5-chlorobenzotriazole 或「氯化合物 chloro compound」）和 2-（2- 羥基 -5- 甲基丙烯酰胺苯基）-5- 甲氧基苯並三唑（2-(2-hydroxy-5-methacrylamidophenyl)-5-methoxybenzotriazole 或「甲氧基化合物 the methoxy compound」）。這些化合物的合成方法與 Belusa et al., Chem. Zvesti, 28, 672-679（1974）用於另一種苯並三唑（benzotriazole）相同，見參考文獻 46。

紫外線的性質列表於下：

Name	Abbreviation	Wavelength (nm)	Photon energy (eV, aJ)	Notes/alternative names
Ultraviolet A	UVA	315-400	3.10-3.94, 0.497-0.631	Long-wave UV, black light, not absorbed by the ozone layer: soft UV.
Ultraviolet B	UVB	280-315	3.94-4.43, 0.631–0.710	Medium-wave UV, mostly absorbed by the ozone layer: intermediate UV; Dorno radiation.

UVA 與包括白內障和黃斑變性在內的眼部疾病有關。UVB 可能有助於提高我們體內的維生素 D 產量，但也是日曬傷的主要原

因，也會燒傷眼角膜。

能夠阻擋紫外線的鏡片分爲第一級及第二級：

Class1 UV blocking: The highest level of protection. Contact lenses that are able to block 90% of UV-A rays and 99% of UV-B rays.

Model	Type of lens
1 Day Acuvue Trueye	Daily
Acuvue Oasys1 DAY with HydraLuxe	Daily
Acuvue Oasys	2 weekly
Acuvue Vita	Monthly
Avaira Vitality	Monthly
Acuvue Oasys1 Day for Astigmatism	Daily Toric
Acuvue Oasys for Astigmatism	2 weekly Toric
Avaira Vitality Toric	Monthly Toric
Acuvue Oasys for Presbyopia	2 weekly Multifocal

Class 2 UV blocking: Contact lenses that block 70% of UV-A rays and 95% of UV-B rays

Model	Type of lens
1 Day Acuvue	Daily
1 Day Acuvue Moist	Daily
Biotrue One Day	Daily
Clariti 1 Day	Daily
MyDay	Daily
1 Day Acuvue Define Shimmer	Daily Coloured

Model	Type of lens
1 Day Acuvue Define Sparkle	Daily Coloured
Acuvue 2	2 weekly
Acuvue Advance	2 weekly
everclear ADM	Daily
everclear PLUS	2 weekly
Biomedics 55 Evolution	Monthly
everclear AIR	Monthly
everclear UV	Monthly
1 Day Acuvue for Astigmatism	Daily Toric
1 Day Acuvue Moist for Astigmatism	Daily Toric
Clariti 1 Day Toric	Daily Toric
MyDay Toric	Daily Toric
Biomedics Toric	Monthly Toric
1 Day Acuvue Moist Multifocal	Daily Multifocal
Biotrue ONEday for Presbyopia	Daily Multifocal
Clariti1 Day Multifocal	Daily Multifocal

不過，目前尚未進行臨床研究，以證明佩戴防紫外線隱形眼鏡可降低患白內障或其他眼部疾病的風險。

只有一來自英國隱形眼鏡協會會議上的報告，在匹配所有受試者的年齡、性別、種族、體重指數、飲食、生活方式、紫外線照射、屈光不正和視力後，發現黃斑色素密度，佩戴非防紫外線隱形眼鏡的眼睛為 0.33±0.15，與佩戴防紫外線隱形眼鏡的眼睛為 0.41±0.13 相比，後者顯著地更高（$p<0.05$）【47】。

4. 見陽光變暗的鏡片

ACUVUE 推出了一種獨一無二的雙週隱形眼鏡，可以像 Transitions 牌的太陽眼鏡一樣，依陽光強度而變色。這種 ACUVUE OASYS with Transitions 非常適合生活方式，不能總是戴眼鏡或太陽眼鏡的病人。

五、基本球形角膜鏡片設計（spherical contact lens design）

一般指單光鏡片，指用於矯正簡單近視和遠視的鏡片，可以矯正高達 0.75D 的散光（硬式鏡片可達到 1.25D）。單光鏡片可以是硬或軟式的。

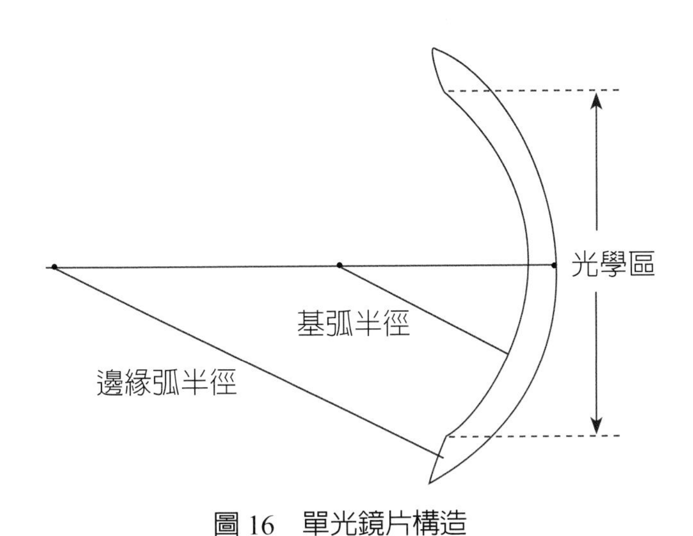

圖 16　單光鏡片構造

除前述大量製造軟式隱形眼鏡外，一般硬軟兩式隱形眼鏡鏡片都可以依病人所需而訂做，構造均如次：

1. 鏡片直徑。硬鏡片 7-10 mm，軟鏡片 13-15 mm。

2. 鏡片後表面的曲率，即基本弧度（base curve），通常比角膜曲率更平（在 7.4-8.4 mm 之間）。
3. 鏡片度數由鏡片前表面的曲率決定。凸曲線產生正度數（用於矯正遠視）和凹曲線給出負值（用於矯正近視）。
4. 正鏡片中心厚，負片中心薄。硬鏡片的中心厚度可以在 0.13-0.3 mm 之間，而軟鏡片的中心厚度可以在 0.04-0.13 mm 之間。
5. 鏡片周邊部分的曲率比中心部分平，因爲角膜是非球面性，角膜周邊比中心區平。很明顯地這部分需要依 HVID 的大小而修正。

六、基本鞏膜隱形眼鏡設計

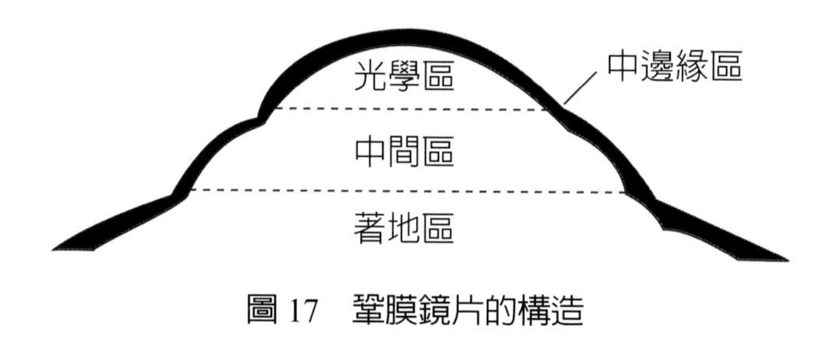

圖 17　鞏膜鏡片的構造

鞏膜隱形眼鏡均爲訂做，其直徑依病人的 HVID 而定，基本弧度（BC）依角膜弧度以較平値爲準。自中心角膜至鞏膜，由內向外分成 4 區：中央光學區（optical zone，此區並不與角膜接觸）、中邊緣區（mid-peripheral zone，角膜與鞏膜交接區）、中間區（intermediate zone，鞏膜區），及著陸區（landing zone，此區直接與鞏膜外圍接觸）【48】。

七、各式角膜隱形眼鏡（different types of contact lenses）

除單純球形單視的透明及彩色鏡片外，以下適合矯正散光或老花：

複曲面（toric）鏡片：這些鏡片可矯正高度散光。只能按散光軸定向一方，通常是使用稜鏡鎮流體（ballast），即結合底部稜鏡來加重鏡片的下端（下圖），或者透過截斷鏡片下方，使其位於下眼瞼的邊緣之上，這樣可以避免鏡片旋轉引起的散光加劇。

軟式鏡片通常有表面標記，依此可以評估方向的正確性。鏡片又分前複曲面或後複曲面，以適當的貼合角膜，因爲散光可能起源於角膜，但也可能不是，而是內部的水晶體。

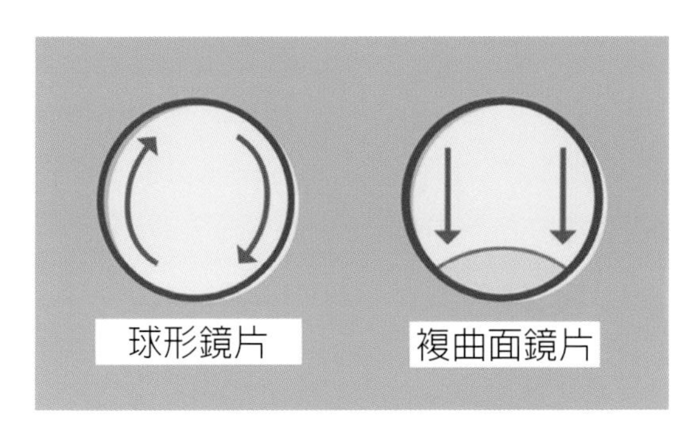

圖 18　複曲面散光鏡片（右）設計

雙焦點（bifocal）鏡片：這些鏡片專爲矯正老花眼而設計。軟鏡片和硬鏡片的設計完全不同，前者依靠數個同心圓式「同時」的遠近視覺；而後者則模擬眼鏡雙焦點鏡片。雙焦隱形眼鏡的設計分爲分段、非球面兩大類（見第三章圖 10）。

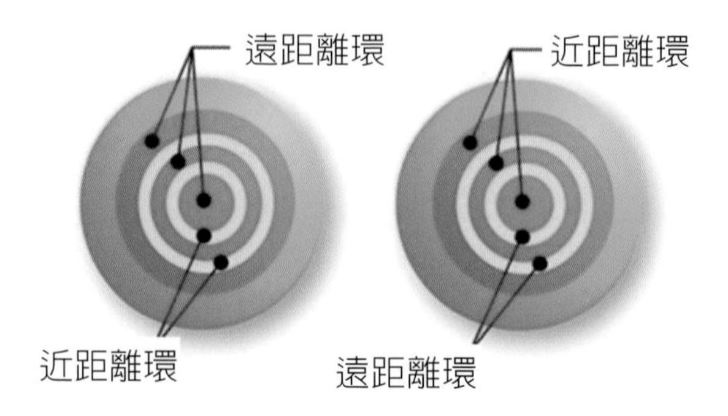

圖 19　同心環雙光鏡片設計，以遠距／近距為中心，向外近／遠逐環改變

八、鏡片品質標準及管制

隱形眼鏡的品質標準是依照各國政府規定，一般依照國際標準（ISO）或美國標準（ANSI）。ANSI 即 American National Standards Institute 的縮寫，ISO 即 International Organization for Standardization。

這些標準均有紙版及網上版：

ISO（見參考文獻 49）

ANSI Z80.20-2016

隱形眼鏡標準列表（見參考文獻 50）

美國 FDA 資料庫（見參考文獻 51）

至於鏡片製造後，門市前的品質管制，則細分爲以下數項[52]：

1. 材料檢驗

如果鏡片是來自代工廠商，需要檢驗用於生產軟質和硬質鏡片的材料，是否已獲得 FDA 或同等監管機構的批准，並且與製造商自述的材料一致。

2. 肉眼檢查

顏色檢查：確保鏡片顏色與經批准的樣品中的顏色或與相等於 Pantone 色譜卡中的顏色。檢查方案包括可見性色調（visibility tints）、增強眼睛顏色鏡片，和不透明（opaque）隱形眼鏡。

鏡片直徑檢查：使用適當儀器驗證隱形眼鏡的直徑，包括 V 量規（V-gauge）和標線（reticule）（以手持放大鏡觀看）。

光學區域直徑檢查：使用標線和陰影鏡（shadow scope）等專用工具測量 RGP 鏡片的光學區域直徑。

基本弧度（BC, base curve）檢查：使用半徑鏡（radiuscope）或角膜曲率計（keratometer）測量 RGP 鏡片的 BC。

鏡片度數檢查：使用鏡片計（lensoeter）和其他測量設備測量屈光力，包括雙焦鏡片的額外矯正度數，以及矯正散光鏡片中的柱面（cylindrical）屈光度和軸（axis）屈光度。

厚度檢查：使用測厚儀或其他相關工具，驗證適用於 RGP 鏡片的三個厚度測量值，包括中心厚度、邊緣厚度和交接帶厚度。嚴格檢查非常重要，因爲鏡片太厚會導致到達角膜的空氣減少，這是併發症和戴用不適的主要原因。

邊緣質量檢查：使用立體顯微鏡、陰影鏡或生物顯微鏡（biomicroscope，即裂隙燈）評估 RGP 鏡片的邊緣質量。仔細尋找任何損壞跡象，例如碎屑和破損，以及邊緣形狀和厚度的偏差。

3. 性能測試

紫外線防護性檢查：驗證紫外線防護等級。英國、紐西蘭和澳大利亞、歐洲和美國使用不同的法規和紫外線防護等級。美國國家標準協會（ANSI）Z80.20 涵蓋了紫外線性評級指南。

潤溼性檢查：此過程驗證鏡片是否具有高度親水性（因此不會破壞淚液流動性）。如果產品是由懼水性材料製成的，肯定需要已接受額外的塗層，以增加其表面潤溼性。

比重檢查：驗證鏡片的比重與淚液的比重相同。由比重與人類淚液明顯不同的材料製成的鏡片可能會向上或向下移動，並會導致併發症和不適感。

半滲透性測試：測量鏡片允許足夠空氣到達角膜的傾向。重要的是有足夠的空氣通過鏡片，以防止對眼睛造成任何不利的影響。

4. 標籤和包裝檢驗

包裝前檢查：驗證產品是否經過有效的滅菌程序，確實可以最大限度的延長保質期。如有必要，可對製造商的滅菌程序進行測試。

零售包裝檢查：驗證產品的零售包裝是否能防止篡改，以便爲鏡片提供足夠的保護，以及產品所浸入的溶液是否無菌，且具有生物相容性。

運輸箱檢查：驗證運輸箱爲隱形眼鏡提供必要的緩衝和保護，以確保產品能夠承受正常的處理和運輸程序。如有必要，可在此過程中使用紙箱跌落破壞測試。

標籤檢查：驗證產品和所有包裝材料是否包含監管機構要求的所有標籤、明示材料和標記，以及營銷對象。

第5章　醫療用鏡片

這是臺灣尚未充分發展的領域。醫療用鏡片是指使用隱形眼鏡處理一些特殊病症，並非指裝配者的資格。事實上，此領域有時需要眼科醫師、驗光師和製造鏡片光學師的合作，因爲裝配特殊隱形眼鏡時，診療時間以及材料費用均比裝配平常鏡片長與高，因此需要避免手指運用困難，不能完全了解醫囑，特別是期望過高的病人。事先還需告知病人，如果裝配程序無誤，鏡片的功能合乎一般標準，而且已經達成最大可能的視力矯正，但如果病人仍不滿意，那會有不能退費的可能。

第一節　目前在臺灣（也是全世界）最重要的課題是學童近視的控制

傳統上近視是用眼鏡或隱形眼鏡矯正，方法是使用鏡片將光線聚焦在黃斑上，以提供清晰的遠方視力。但光也可能透過眼鏡或隱形眼鏡折射，從而產生一種可能導致周邊光線，聚焦在視網膜後面的場景——這種現象有時被稱爲相對周邊遠視散焦（relative peripheral hyperopic defocus）。

最近的理論認爲，相對周邊遠視散焦會促進眼球生長；其結果是增加軸向長度和屈光不正的度數。臺灣常有家長希望借減低近視矯正度數以降低學童近視進展度，此法事實上即減少周邊遠視散焦量，但研究表明它在減緩近視進展速度方面並未成功[53, 54]。

但是如果治療法是運用近視散焦（myopic defocusing）論點，使用特別設計的眼鏡或隱形眼鏡，倒是開始發現能有效的控制學童近視。

另一佐證來自功能性磁共振成像（fMRI, functional magnetic resonance imaging）的研究[55]，其內容概括如下：

此研究的目的是使用功能性磁共振成像（fMRI）評估正視與近視受試者的近視散焦和遠視散焦的刺激，引起的知覺效應的神經變化。

方法：本研究包括 41 名受試者，平均年齡爲 26.0 ± 2.9 歲。正視組的平均球面等效屈光度爲 –0.54 ± 0.51D，屈光不正近視組爲 –3.57 ± 2.27D。受試者戴用全屈光矯正，然後加以 +2.00D 誘導近視散焦狀態，及 –2.00D 誘導遠視散焦狀態，在三個隨機會話中，進行觀察目標。使用 fMRI 測量動脈自旋標記（arterial spin labeling, ASL）以獲得量化的局部腦血流量（regional cerebral blood flow, rCBF）。每 5 分鐘測量一次行爲表現，包括遠視力（VA）和對比敏感度（contrast sensitivity），實驗持續 30 分鐘。

結果：與完全矯正狀態相比，近視散焦在四個大腦區的 rCBF 顯著增加，含右側中央前回（gyrus）、右側顳上回、左側頂下小葉和左側顳中回（P < 0.001）。低度近視患者的差異不如正視者顯著。在遠視散焦過程中，僅在左右中央前，觀察到 rCBF 反應增加。近視散焦 VA 和 CS 在 5 分鐘內顯著改善，並在不久後達到平台期。

結論：本研究表明，近視散焦刺激可顯著增加與視覺注意相關的大腦區的血液灌注，這爲未來研究視網膜散焦及其神經後果之間的關係提供了潛在研究方向。

傳統控制近視的治療選擇，包括光學（利用各種鏡片）以及藥物（如臺灣最常用的阿托品滴劑）。對於處理學童近視來說，平常以眼鏡爲首選，因爲除了提供清晰視力外，幾乎沒有潛在的副作用。也可以使用隱形眼鏡來控制，當然鏡片的使用需要學童手指靈活，並有責任感不會暗下取出。

目前已經開發了含各種針對邊緣近視散焦設計的鏡片，但是如何有效及經濟的使用各類型鏡片似乎尚缺乏共識。各型鏡片有原爲矯正老花，可以讓學童減少眼睛聚焦之用的多焦軟性隱形眼鏡（如 MiSight）、散焦集成多段（DIMS, defocus integrated multiple segments）眼鏡片、散焦集成隱形眼鏡片（DISC, defocus incorporated soft contact），以及較早開發，與近視散焦無關，基於不同理論的角膜塑形術（OK）鏡片。

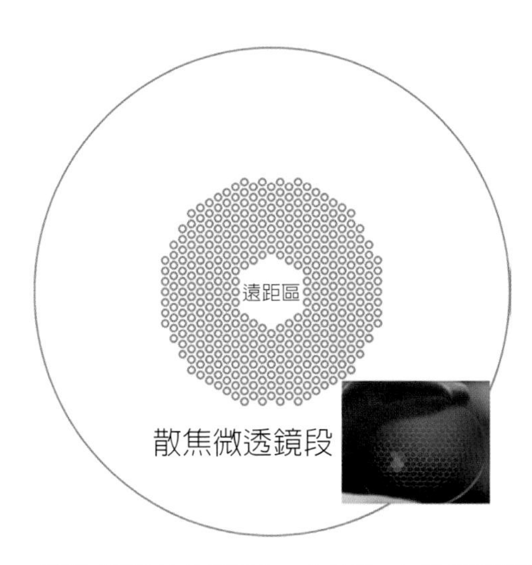

圖 20　DIMS 鏡片構造的示意圖，右下為六角形散焦微透鏡細節

MiSight 隱形眼鏡含一中央圓形矯正區，周圍環繞著遠近光焦度交替的同心環。DIMS 眼鏡片則含一矯正遠距離屈光的六角形或圓形中心區，其周圍是一個環形散焦 defocus 區，添加了 3.50D 的密集六角形微透鏡段 microlens segment。OK 鏡片是特製的隱形眼鏡，可暫時重塑角膜以改善視力。大多數 OK 鏡片都在晚上睡眠時佩戴，以重塑角膜的前表面。

一、OK 鏡片

角膜塑形術或 Ortho-K 是使用專門設計的剛性透氣（RGP）隱形眼鏡來改變角膜的曲率，以暫時提高眼睛聚焦物體的能力，主要用於矯正近視。

近年的研究表明，使用角膜塑形術 OK 鏡片可減少 32% 至 42% 的近視【56-58】，研究還發現，使用 OK 鏡片可以進行部分矯正，例如 –6.00D 或更高的高度近視，減到 –4.00D，與戴眼鏡相比，一年內近視進展減少了 76%【59】。

隔夜 Ortho-K 鏡片是最常見的類型。有的 Ortho-K 鏡片僅適用於白天佩戴。隔夜 Ortho-K 鏡片通常規定在每晚睡眠至少 8 小時佩戴，醒來時取下，白天不戴。有些人可以整天不戴眼鏡或隱形眼鏡，但也有人發現視力矯正效果會在白天消失。

視力矯正效果是暫時的。如果停止使用 Ortho-K，角膜會恢復到原來的曲率，眼睛會恢復到原來的近視度數。Ortho-K 鏡片必須每晚或按照其他規定的維護計畫繼續佩戴，以保持治療效果。通常會佩戴平光維持鏡片，有時是短時間佩戴，以保持角膜平坦。

佩戴如此大的扁平鏡片可能會出現例如過度佩戴的不良反應、

角膜擦傷、誘發角膜散光、角膜翹曲（warpage）和眼部不適等併發症。也有人不贊成角膜塑形術，主要反對意見是 (1) 使用隔夜隱形眼鏡佩戴會引起角膜併發症，例如，缺氧、角膜水腫；(2) 成本高和時間長；(3) 不可預測的有效性及無法篩選患者；(4) 維持性隱形眼鏡的必要性；(5) 僅對近視患者有用。臨床上最大的問題是：(1) 發生嚴重感染；(2) 鏡片吸附於角膜不能取下。

Paragon【60】及博士倫都有發售 Ortho-K 鏡片，比較新的鏡片套來自博士倫【61】。因循美國 FDA 的要求，眼科及視光眼科專業人士需要該公司認證，才能進行博士倫 ortho-K 鏡片裝配。

Ortho-K 驗配及戴上的難度頗高，隨新式鏡片的發展，可能也會開始式微，以下是新的鏡片選擇。

二、軟式隱形眼鏡控制近視

1. 多焦鏡片（Multifocal contact lens）

此法的基本原理還是近距離工作引起的眼睛聚焦功能（accommodation）是引起學童近視的主因，因此利用正價透鏡可以減少聚焦。

臨床試驗證明眼球老化用同心圈和非球面多焦點設計，可以減緩學童近視的進展，據研究人員稱，同心雙焦點鏡片的中心距離設計，如 MiSight，可減少有內視固視差異的兒童的近視進展和眼軸長度增加【62】，使用中心距非球面多焦點設計，還顯示可以減少近視進展【63】。與單視力佩戴組相比，近視進展減少 50%，眼軸長度的增加，可減少 29%【64】。

MiSight 試驗是一爲期 3 年的控制近視的隨機臨床試驗結果發

現，75.5%（109/144）完成了臨床試驗（53 名測試組，56 名對照組）。與對照組相比，測試組的球面等效屈光度未經調整的變化爲 –0.73D（59%）（–0.51 ± 0.64 vs. –1.24 ± 0.61 D, P < .001）。測試組的軸向長度的平均變化比對照組小 0.32 mm（52%）（0.30 ± 0.27 vs. 0.62 ± 0.30 mm, P < .001）。球面等效屈光値和軸向長度的變化有高度相關（r = –0.90, P < .001）。在研究過程中，並無發生嚴重的眼部不良事件。在預定的研究返診訪問中，有觀察到四個無症狀的角膜浸潤例（一屬測試群，三個屬對照群）【65】。

以上的雙焦點設計和下述的周邊加正値（plus power）的非球面設計（包括眼鏡和隱形眼鏡）也顯示有減少近視之效；不過有關使用這種方法時，引入正球面像差，而導致視覺質量下降的爭論仍然存在【66-69】。

但也有比較正面的發展，最近的一項隨機臨床試驗，納入 160 名 8 至 13 歲的中國近視（–1D 至 –5D）兒童；他們全天佩戴 DIMS 鏡片（DIMS; n = 79）或普通 SV 眼鏡鏡片（n = 81），歷時 2 年。兩組隨後均回戴 SV 眼鏡，評估包含佩戴眼鏡之前、期間和之後 2 年的視覺功能，包括遠距離和近處的高對比度視力（VA）和低對比度 VA、雙眼功能和調節，比較兩組間及組內視覺功能的變化。結果是儘管在戴 DIMS 鏡片 2 年期間顯示了一些視覺功能的變化，但在戴 SV 鏡片時也發現了類似的變化。所以戴 2 年 DIMS 眼鏡片不會對主要視覺功能產生不利影響【70】。

2. DISM 鏡片

下圖（參考【71】）說明原理乃基於以鏡片聚焦眼後端的曲度，就能夠防止眼球因邊緣遠視散焦（hyperopic defocus）的刺激而擴大。左：近視光學，右方曲線即遠視散焦線（1：未戴矯正眼鏡時，焦點線在視網膜前方；2：已戴矯正眼鏡後的焦點線與視網膜吻合）。右：戴用加有散焦微透鏡的凹鏡（即 DISM ）鏡片時 4，基於邊緣近視散焦原理，有眼後端聚焦劃一之效（3 及其焦點線，以破線 --- 代表）。

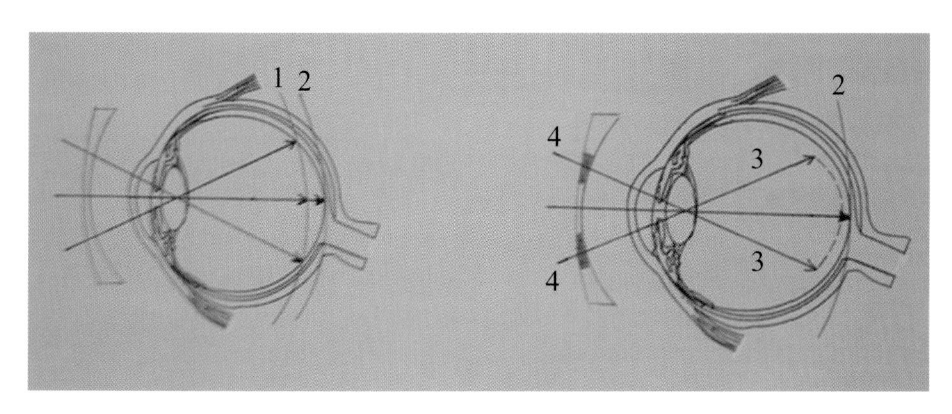

圖 21　DISM 鏡片可聚焦於眼後端（後方 --- 弧線）

3. DISM 鏡片（眼鏡）

最近幾年已經有使用 DISM 鏡片控制學童近視的研究報告發表。

其一爲確定「Defocus Incorporated Multiple Segments」（DIMS）眼鏡片是否會減緩兒童近視的進展。詳情如次：這項雙盲隨機對照試驗爲期 2 年，參加的是 183 名 8-13 歲的中國兒童，近視在 –1.00 和 –5.00D 之間，散光 ≤ 1.50D。這些兒童被隨機分配佩戴 DIMS（n = 93）或單光（SV）眼鏡片（n = 90）。DIMS 鏡片包含多個片段，近視散焦爲 +3.50D。屈光不正（散瞳自動驗光）

和眼軸長度每 6 個月測量一次。

結果：160 名兒童完成了研究，DIMS 組 n = 79，SV 組 n = 81。DIMS 組 2 年內的平均（SE）近視進展爲 –0.41±0.06D，SV 組爲 –0.85±0.08D。DIMS 和 SV 組的平均（SE）軸向伸長率分別爲 0.21±0.02 mm 和 0.55±0.02 mm。與 SV 組相比，DIMS 組兒童的近視進展速度慢 52%（平均差 –0.44±0.09D，95% CI-0.73 至 –0.37，p<0.0001）。同樣的，DIMS 組兒童的軸向伸長率比 SV 組少 62%（平均差 0.34±0.04 mm，95% CI 0.22 至 0.37，p<0.0001）。21.5% 戴 DIMS 鏡片的兒童在 2 年內沒有近視進展，但戴 SV 鏡片的兒童只有 7.4%。

結論是每日佩戴 DIMS 鏡片，可顯著延緩近視兒童的近視進展和眼軸伸長[72]。

另一研究是比較在 2 年全期佩戴 Defocus Incorporated Multiple Segments（DIMS）鏡片和單光（SV, single vision）眼鏡片的近視兒童與近視進展相關的相對周邊屈光度（RPR, relative peripheral refraction）的變化。

方法：有 183 名近視兒童參與，爲期 2 年，是雙盲、隨機對照試驗。受試者被分配佩戴 DIMS（n = 93）組或 SV 眼鏡片組（n = 90）。每 6 個月監測散瞳後 10°、20° 和 30° 的鼻側（10N、20N、30N）和顳側（10T、20T、30T）視網膜偏心率（eccentricity、中心屈光度和眼軸長度）。

結果：DIMS 組在鼻部和顳部視網膜之間，表現出對稱的周邊近視偏移（比較鼻部和顳部視網膜之間的近視偏移，相應偏心度之間的差異，具有非臨床意義）。SV 組在鼻部和顳部視網膜之間，表現出不對稱的周邊近視偏移，在 10T（–0.32 ± 0.62 屈光度

(D)）、20T（–0.69 ± 0.95D）和 30T（–0.85 ± 1.52D）。DIMS 組 RPR 球面當量（M）沒有顯著變化，而遠視 RPR M 在 10N（0.27 ± 0.45D）、20N（0.75 ± 0.72D）和 SV 組爲 30N（0.98 ± 0.76D）。

結論：與 SV 鏡片組相比，佩戴 DIMS 鏡片組之周邊屈光分布和 RPR 變化顯著不同，並有顯著的近視控制效果。採用中周（mid-periphery）的近視散焦來控制近視，是因爲此舉會影響周邊屈光度，並減緩中央區近視的進展，很可能是透過改變整體視網膜形狀而成【73】。

4. DISC 鏡片（隱形眼鏡）

至於確定「Defocus Incorporated Soft Contact」（DISC）鏡片佩戴是否會減緩兒童近視的發展也有一研究發表結果。其方法爲：對 221 名 8-13 歲近視度數在 –1.00 和 –5.00 屈光度（D）和散光度≤ 1.00D 的兒童，進行爲期 2 年的雙盲隨機對照試驗。受試者被隨機分配到 DISC（n = 111）或單視（SV; n = 110）隱形眼鏡組。DISC 鏡片採用同心環，提供 +2.50D 的附加值，與正常距離校正交替。每 6 個月測量一次屈光度（散瞳後自動驗光）和眼軸長度。使用非配對 t 檢驗分析組間差異。

結果：共有 128 名兒童完成該項研究，DISC 組 n = 65，SV 組 n = 63。與對照組相比，DISC 組兒童的近視進展速度慢 25%（0.30 天／年；95% CI–0.71 至 –0.47 與 0.4 天／年；95% CI–0.93 至 –0.65，p = 0.031）。同樣，與 SV 組相比，DISC 組兒童的軸向伸長率更低（0.13 毫米／年；95% CI 0.20 至 0.31 對 0.18 毫米／年；95% CI 0.30 至 0.43，p = 0.009）。治療效果與 DISC 鏡片佩戴時間呈正相關（r = 0.342；p = 0.005）。事實上，每天佩戴 DISC 鏡

片 5 小時或更長時間的兒童的近視進展比 SV 組少 46%（平均差 = –0.382D，p = 0.001；95% CI–0.59 至 –0.17）。

結論：每天佩戴 DISC 鏡片顯著減緩香港學童近視的進展和眼軸伸長。研究結果表明，同時清晰的視力和持續的近視散焦可以延緩近視的進展[74]。

三、依邊緣散焦理論控制學童近視實用上尚需釐清之處

有兩大題材：(1) 邊緣遠視散焦的來源，以及 (2) 眼後端的曲度測量。

1. 邊緣遠視散焦的來源

一般認爲邊緣遠視散焦，源自接近鞏膜的開始平化的角膜周邊環。以此研究計畫爲例[75]，可以了解實驗的難度爲何：

此計畫的受試者爲 76 名日本近視兒童（平均 ± SD（範圍）球面當量，–3.04±0.98 (–0.50 至 –4.50) D；平均年齡，10.0±1.5 (6-12) 歲）。散瞳後，使用開放式動驗光儀 FR-5000（Grand Seiko）進行驗光，受試者沿著水平子午線觀察位於距中心 0、±15、±30 度的固定目標。僅分析右眼數據，結果發現：周邊屈光情況與其他東亞國家中度至高度近視兒童的報告相似。在這個使用隊列中，沒有發現證據以支持此假設，即近視度數越大和眼軸長度越長與更大的周邊遠視散焦有關。

但是問題是 (1) 瞳孔放大後，是否加大角膜的邊緣區的影響，所以應該比較散瞳前後的數據；(2) 沒有正視及遠視眼的對照組，無法知道遠視散焦的普及性，以及邊緣角膜地形的差異；(3) 除水

平方向外，沒有測試其他方向是否具有同樣的變化。

2. 眼後端的曲度測量

一般 DISM/DISC 設計是假定鏡片散焦區的度數，符合眼後端的曲度，但目前唯一能夠達到此一目標的是高解析度表面線圈眼部 MRI；另一可能是使用超音波 b-scan，此法也許可以得到一點概念，但是這方面的科技尚待發展。

第二節　單純的無水晶體（aphakia）的病例處理

有些病人，特別是早產兒，在白內障手術後不合適人工水晶體移植，雖然有極厚極重的眼鏡可戴。但隱形眼鏡的視力值遠遠趨向自然，外觀也正常。如果病人意願高，掌握能力強，還是推薦隱形眼鏡。

博士倫有發售成人與小兒用鏡片，據該公司文獻：Silsoft「是一種球形有機矽彈性體（elastofilcon）鏡片，可提供目前可用的任何軟質或硬質鏡片材料中最高的透氧性（Dk = 340）。SilSoft 隱形眼鏡採用鑄模技術製造，設計用於在日常佩戴或長期佩戴的基礎上，矯正無水晶體的兒童和成人。」

成人鏡片：BC = 7.5, 7.7, 7.9, 8.1, 8.3 mm；直徑 = 11.30 mm，12.5 mm；度數 = +12.00D to + 20.00D（以 1.00D 步步增加）；厚度：0.32 mm–0.49 mm。

小兒鏡片：BC = 7.5, 7.7, 7.9 mm；直徑 = 11.30 mm；度數 = + 23.00D to + 32.00D（以 3.00D 步步增加）；厚度：0.51 mm–0.71 mm。

Silsoft 的優點是其高透氧性，實際使用時發現的缺點是硒質吸附脂質，如果病人清洗不力，情況嚴重的鏡片常會變成白色，無法戴用。訂做 HEMA 鏡片可以避免這種問題，也比較價廉。

臨床上也發現小兒用鏡片有時需訂製價廉的 HEMA 鏡片，因爲嬰兒、小童啼哭時，大量眼淚會順帶鏡片一起流失，很難預防，再小心的父母也常常找不到鏡片。

HEMA 鏡片的設計參數可以參考上述博士倫的 Silsoft 鏡片，可選擇在臺灣（或美國）的獨立小公司製作。

第三節　處理屈光手術後的複雜症

屈光手術的發展進度極快，從最早的 RK 到最先進的改良式 LASIK，視覺效果都很好，但是也有各式複雜症，需要以隱形眼鏡處理。

RK：徑向角膜切開術是 40 年前在日本開始的。該技術在 1970 年代在俄羅斯得到進一步改善，後來成爲第一個普遍應用的近視矯正手術。術後視覺通常很好，但重影、眩光敏感和複視等併發症，如果發生，結果也相當嚴重。此法現在已經打入冷宮不再流行矣。

PRK 和 LASIK：這兩個程序是相似的。不同點是 LASIK 附加一步：在準分子激光手術之前先切出角膜瓣。激光術後再將皮瓣貼回原始位置以覆蓋傷口，一般恢復良好，視覺效果極佳。由於嚴密追蹤，術後併發症不多，但有時會出現乾眼和眩光敏感等問題。所以預先篩除已有乾眼症的病人和測量瞳孔大小非常重要。

改良的 LASIK 包括小切口微透鏡提取（SMILE, small-incision lenticule extraction）、植入式角膜移植透鏡（ICL, implantable collamer lens）和屈光透鏡交換（RLE, refractive lens exchange）。但第一個重大改進是從手術刀切出角膜襟翼（使用微型角膜刀）轉向激光襟翼（使用飛秒激光 femtosecond laser）。激光皮瓣提高了皮瓣深度和厚度的精度，從而提高了患者的安全性。第二個重大改進是波前（wavefront）引導和波前優化治療的開發，以及最近的地形引導平台，這些均依操刀的眼科外科醫生各自的選擇。

LASIK 候選資格涵蓋廣泛的患者群。美國 FDA 批准可用於最高 14.00D 的近視和最高 6.00D 的遠視和散光。但一般只治療最高 10.00D 的近視、4.00D 的遠視和 6.00D 的散光。首先要考慮的是病人的角膜厚度是否足夠供手術之用，平均激光皮瓣約需 110 μm，矯正每屈光度需去除約 16 μm 的組織。從這些數字可以計算殘餘基質床（RSB, residual stromal bed）。常見的較為保守的 RSB 厚度為 300 μm，有的比較大膽的眼科外科醫生會留下接近 250 μm 的厚度，何時可以留下最薄的 RSB 是臨床醫生本身的判斷[76]。

隨著屈光手術越來越流行，術後的專業隱形眼鏡驗配需求也顯著增加，包括：(1)「塑型鏡片」——用於 LASIK 手術後重塑角膜，並促進角膜瓣膜的癒合；(2) 繃帶——減少疼痛，運用於 PRK 術後，或 LASIK 以及任何其他屈光手術，在如果發生任何磨損的情況下；(3) 手術導致的不規則散光；(4) 矯正手術未能矯正的任何殘餘屈光不正；(5) 處理僅在一隻眼睛接受過手術的患者的屈光參差等等。

屈光手術後，患者通常具有非常不同和獨特的角膜解剖結構，通常這會使鏡片配戴變得困難。經歷過 RK 和類似手術的患者尤其如此。與角膜移植術後患者相似，這些患者的角膜具有平坦的中央區域，周圍環繞著更陡峭的周邊。傳統鏡片不能成功地適合這些患者中的大多數，最理想的是鞏膜隱形眼鏡（scleral lens）。

這種鏡片一般自小型獨立公司提供（如[77]），從他們的試用鏡片套開始，例如：

DIAGNOSTIC LENSES	Onefit (14 lenses)	Onefit A (Asian design - 14 lenses)
Base Curve	7.00 mm, 8.00 mm (by 0.10 mm inc.) 8.20 mm, 8.40 mm, 8.60 mm	7.00 mm, 8.00 mm (by 0.10 mm inc.) 8.20 mm, 8.40 mm, 8.60 mm
Diameter	14.9 mm	14.7 mm
Power	Varies with base curve (plano to -6.50D)	Varies with base curve (-1.00D to -7.00D)
Edge Lift	Standard	Standard
Center Thickness	Varies with power (0.20 mm to 0.25 mm)	

第四節　特殊隱形眼鏡

運用目的大致分成偏重於眼科角膜治療，或重心是借隱形眼鏡的光學矯正性質。可以由眼科醫師主治或交給視光眼科驗光師處理。

治療性鏡片最常見的用途包括：繃帶鏡片（bandage lens）、圓錐角膜鏡片（keratconus lens）、用於矯正各種病因的不規則散光（irregular astigmatism）的硬式鏡片、混合鏡片，和彩繪或彩色鏡片。

繃帶鏡片是一組薄而高透氧性的軟式鏡片，具有不同程度的含水量，通常是「敷用（而不是配用）」於角膜之上，有一度是特製的鏡片，但現在已被一次性軟式鏡片取代。最常見的用途是眼角膜或青光眼專科領域，處理上皮糜爛（epithelial erosion）、大皰性角膜病（bullous keratopathy）、絲狀角膜炎（filamentary keratitis）、睫毛倒插（trichiasis）、鹼燒傷、穿透性角膜受傷、青光眼小梁成形術後發生滲漏的水泡等等。

以下情況的鏡片裝配屬視光領域：

（一）不規則角膜

1. 圓膜與伴同的不規則散光（irregular astigmatism）

圓錐角膜是一雙側性非炎症向眼軸前方向伸張且突出的角膜異常。通常第一個臨床發現是輕度的不規則散光，診斷不難，可以透過角膜圖像的變形來證明，如普拉西多圓盤（placido disc）、視網膜鏡、角膜曲率計、角膜鏡，或角膜地形儀（corneal topography）所見。圓錐角膜在病人青春期開始明顯化，常常是緩慢進展，大約 10 年的過程中會保持穩定，但也有相對的快速發展，到需要角膜移植的地步。雖然本質上是家族遺傳，但無一定的模式。

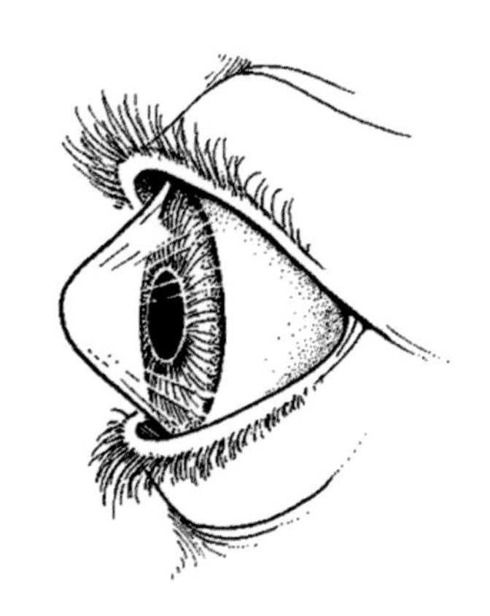

圖 22　公共領域圖，見 https://medical-dictionary.thefreedictionary.com/keratoconus

圓錐角膜的治療取決於病情的嚴重程度以及病情進展的速度。

一般來說，有兩種治療圓錐角膜的方法：減緩疾病的進展以及改善視力。如果圓錐角膜還在進展，使用角膜膠原交聯（collagen cross-linking）可以減緩或停止進展。這種治療法有可能防止病人未來可能需要的角膜移植，不過這種治療不會逆轉圓錐角膜或改善視力。

圓錐角膜的初期視力處理可以使用散光眼鏡矯正，或矯正不規則角膜散光的硬式隱形眼鏡。這種鏡片的貼合度或舒適度成爲問題時，可以在特選的病例中，進行淺層角膜切除術（superficial keratectomy）以使角膜表面光滑。在不會引起視軸頂端疤痕的情況下，表層角膜移植術（epikeratoplasty）可能也是有用。至於熱角膜成形術（thermokeratoplasty）屬臨時措施，因爲通常會出現再硬化、疤痕或持續性上皮缺損（但是也有 30 年長期追蹤認爲有效的報導【78】。晚期病例的長期視力康復，穿透性角膜移植術（penetrating keratoplasty）仍屬首選。

2. 單純不規則散光

眼部手術可能導致顯著的不規則散光，儘管它最常見於穿透性損傷患者或具有顯著角膜表面病變的患者。不規則散光的度數和程度較輕時，可以使用軟性隱形眼鏡，但需用厚的鏡片以避免太大的鏡片彎曲，從而形成有效的淚液層。這種情況一般穩定，無圓錐角膜的漸進性，所以可以是一次解決。

3. 鏡片的選擇

由於無法獲得準確的角膜曲率讀數，最初的鏡片選擇可能會很困難。如果無法進行角膜曲率測量，可以試取得對側眼的角膜曲率讀數。最好是使用角膜地形圖或角膜斷層儀（下例來自【79】，因爲此法通常有助於觀察不規則散光患者的角膜。而且從角膜地形圖和電腦鏡片設計軟體，可以產生高精確度的鏡片，事實上是有不少視光眼科診所直接傳送數據到隱形眼鏡製造商，對裝配這種特殊鏡片的臨床人員來說是如虎添翼。

此角膜斷層儀圖之左圖顯示角膜的下半部突出，最頂端的曲率爲 54.6D，而角膜中央厚度（右圖）最薄點爲 423 micron，向外漸增至邊緣區，共增加 100 micron 左右。

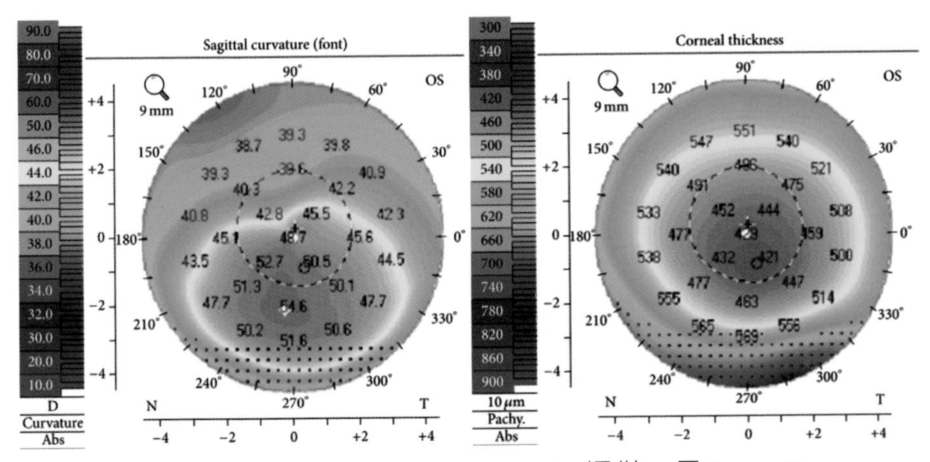

圖 23　William Charles Caccamise, Sr, MD 提供，見 https://commons.wikimedia.org/w/index.php?curid=59531858

圓錐角膜或不規則散光的視力矯正有多項選擇：

· 配戴眼鏡或軟性隱形眼鏡：這種光學矯正法，合適於早期圓錐角膜的視力變化。但隨角膜形狀逐漸改變，常常需要更新病人的眼鏡或隱形眼鏡處方。

· 硬性隱形眼鏡：透氣性隱形眼鏡（RGP, rigid gas-permeable lens）通常是治療圓錐角膜的下一步。起初病人可能會感到不適，但一般過了 1-2 週的適應期後，不會再是問題，這種鏡片的優點是可以提供極佳的視力。

- 背負式鏡片（piggyback lenses）：如果病人無法適應硬式隱形眼鏡，可以考慮採用軟式隱形眼鏡上「搭載」另一硬式隱形眼鏡。
- 混合鏡片（hybrid lenses）：這種隱形眼鏡有一個硬式鏡片爲中心，環繞一圈軟性鏡片以增加舒適度。
- 鞏膜鏡（sclera lenses）：這種鏡片合適於治療晚期圓錐角膜，因其已經發生非常不規則的角膜形。鞏膜鏡不像傳統隱形眼鏡那樣關係密切，而是拱在角膜上有一間隔，與眼睛的接觸部分，事實上是鞏膜。

（二）眼球震顫（nystagmus）

低視力病人中的先天性眼球震顫患者及白子症附發眼球震氈病人，他們戴眼鏡時視力不佳，因爲眼睛與眼鏡之間會產生恆定的視差。如果使用隱形眼鏡，由於視向與眼球相同，視覺障礙會大大減少，從而改善了功能性的視力。眼球震顫患者的視力提升非常顯著，使用隱形眼鏡時，可從 20/200 提高到 20/50 甚至更佳。不但如此，由於矯正鏡片改善了固定注視（fixation），震氈的實際幅度也會降低，在昏暗的照明之下尤爲明顯。但這一點由於測驗困難，有此一說，還不是定論（見參考文獻 80）。

大多數眼球震顫患者有大量散光，因此正確的矯正至關重要。如果以隱形眼鏡矯正，有人喜歡爲這些患者佩戴大直徑 RGP 鏡片，但是這種鏡片更有可能從眼睛中心偏離，或掉出眼眶，因而增加了角膜磨損的風險。還有，隨著眼球震顫，RGP 鏡片的持續運動會在鏡片佩戴過程中，引起更多觸覺感，如果患者舒適度不佳，會導致鏡片停用。

所以有人使用依照各病人訂做的具有良好的軸穩定性的軟式散光鏡片（toric lens），優點是與眼球震顫的軸穩定性更高。

再者，白子症患者除了明顯的眼球震顫和大量散光外，還可以受益於有色鏡片，這種鏡片可以減少患者由於半透明虹膜而引起的畏光，減少畏光同時也會增強視力。

當然爲眼球震氈的病人配隱形眼鏡並不簡單，很多情況下，在移動的眼睛上測量角膜曲率或地形，不但具有挑戰性，有時根本不可能。此外，根據眼球震顫的強度和頻率，以及患者的手指靈巧度，戴用和移除鏡片可能也會發生困難，需要病人長久練習和耐心。

（三）醫療用彩色隱形眼鏡

1. 色盲 X-Chrom 鏡片

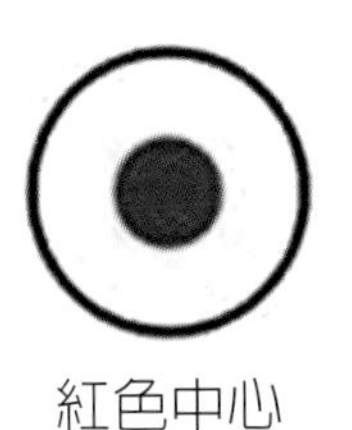

紅色中心

X-Chrom 鏡片[81]可傳送 590 至 700 nm（白光光譜爲 380 至 760 nm）的紅色區域中的光，從而改善紅綠範圍部分受損患者的顏色辨別能力。X-Chrom 鏡片有中心鮮紅色的瞳孔區，通常爲 PMMA 材料，通常由非優勢眼戴用，另一隻眼睛可以保持裸露或配備傳統鏡片，用於矯正患者可能患有的任何屈光不正（X-Chrom 鏡片也可以含矯正度數）。未遮蓋的眼睛會像往常一樣感知紅綠色物體，但帶有紅色鏡片的眼睛會感知紅色波長的光，並吸收綠色波長。大腦在接收兩種不同的強度後，透過快速的自學過程，患者可以正確識別兩種顏色。例如患者通常可以改善他們在 Ishihara 彩色板中的結果，從正確識別 1/15 板，到識別 10/15 到 13/15 正確。正確的顏色辨別在許多職業中都非常重要，例如：電氣工程師、軍人、藝術家、畫家、印刷商、裝飾師，以及所有需對顏色有辨別能力的職業。

缺點是，這種鏡片對移動物體的空間定位和雙眼視覺的其他方面有不利影響。在一隻眼睛上戴著有色鏡片的駕駛在移動車輛，可能會經歷感知物體位置的危險扭曲，因此在某些情況下，可能會變成一個危險的駕駛員。在更好地理解危害的程度之前，保守的判斷是合理的。

理想的鏡片配戴需要特別注意，避免鏡片過度移動並減少鏡片厚度，以改善視覺效果，即需要善用裝配傳統剛性透鏡的技術。病人動機非常重要，因為在美容方面可能不受歡迎（只有一隻眼睛戴了亮紅色隱形眼鏡），並且患者必須經歷一段適應期，最好是處於明亮的環境光之中，才會有最佳的結果。

現在只有一個隱形眼鏡實驗室，生產這種專有的非一次性隱形眼鏡，採用 PMMA 的過時且完全不透氧的材料。新型的均為拋棄式軟式 X-Chrom 鏡片。

雖然 X-Chrom 鏡片能讓有色覺缺陷的佩戴者，在滿足就業機關色覺要求的條件下繼續工作，但這個漏洞被堵住了。現在，美國聯邦航空管理局（FAA）明確禁止使用 X-Chrom 等變色隱形眼鏡來通過他們的飛行體檢。再舉一個例子，美國加州執法機構均不允許治安官使用這些濾色隱形眼鏡通過他們的色覺測試。許多其他的職業也是同樣的不許使用 X-Chrom 和其他彩色濾光片，以保護公共安全。

另外，電視新聞有時會報導戴用 EnChroma 眼鏡的戲劇性結果，經常是戴用者生平第一次看到生動的彩色世界，但 2018 年有一項研究揭穿了 EnChroma 眼鏡鏡片的功效【82】。同樣，2020 年的一項研究表明，EnChroma 鏡片不會恢復正常的色覺【83】。這些鏡片並不會讓佩戴者看到新的顏色，僅是允許佩戴者以不同的方式感知相同的顏色而已。

2. 遮蓋用隱形眼鏡

這是一個相當專門的領域，臺灣的驗光師們不妨發展。最重要的是需要供應鏡片的一些小型公司建立關係，例如【84-86】。

(1) 如何選擇病人及病人的期望

當然第一要件是病人受過傷的眼睛必須能夠舒適地佩戴軟性的假體隱形眼鏡（prosthetic contact lens），所以得先評估眼睛前表面（角膜和結膜）的健康狀況，以及先前外科手術是否留下問題（例如：手術縫線和腫泡 blebs）。

病人配戴假體隱形眼鏡之前還需要決定，對自然色調的期望、治療益處、處方選擇、佩戴時間、鏡片更換時間、隱形眼鏡的清理保存，以及可能需要取下鏡片才能加滴眼藥液（例如，治療青光眼的眼藥）。

此外，還得考慮以下數項：

眼睛健康：最好沒有乾眼症和眼部過敏。

瞳孔大小：在正常照明下，瞳孔直徑以 0.5 毫米爲增量進行測量，以最大限度地提高美容效果。如果是使用黑色瞳孔遮光鏡片處理複視，則必須在昏暗的光線下測量瞳孔，以確防光線漏入所需的最大尺寸。

虹膜直徑：虹膜直徑應以 0.5 毫米爲增量進行測量，需要足夠大的直徑才能確保覆蓋，不被損傷眼睛，但也要配合另一還是健康眼睛的虹膜大小，才能外觀自然。

基礎曲線（base curve）：由於受損，可能不能獲得角膜地形圖。但可以試用來自不同公司的試用鏡片，這樣可以幫助評估鏡片的移動度。要避免過緊，但過度的移動，外觀會不自然。

鏡片直徑：使用盡可能大的直徑，確保更好居中性，這樣可以提高美容和治療的效果。

處方：如果需要，屈光處方可在初次就診時，在診所進行測量。

顏色匹配：如前所述，數碼攝影是獲得準確虹膜顏色的關鍵。拍攝虹膜顏色時，要使用自然光照條件。

一般來說，較深的虹膜顏色（棕色色調）比較容易自各個公司提供的試用假體鏡片選項的配件進行匹配。

較淺的虹膜顏色（較淺的藍色、綠色）較難匹配，因爲虹膜會反射光線，其顏色會在各種光照條件下發生變化，如從衣服上反射等。可能需建議使用手繪選項，以確保最佳匹配較淺的虹膜顏色。有時，配合健康眼上使用相同顏色的鏡片，是確保精確顏色匹配的另一種選擇。

根據治療和美容期望，可以考慮幾種不同類型的鏡片選擇：

透明著色（transparent tinting）：增強的鏡片著色可提供與自

然虹膜色調重疊的透明色彩，從而略微改變虹膜色彩。

標準不透明設計（standard opaque designs）：標準鏡片有各種基本曲線、具有透明或黑色背襯的瞳孔大小、虹膜直徑和處方。

自定義手繪訂做（custom hand-painted）：透過手繪鏡片選項，可以自定義基曲線、鏡片直徑、虹膜直徑、帶有斑點和角膜緣環的虹膜顏色細節、瞳孔和斜視的虹膜對齊。準確的虹膜數碼攝影是諮詢的重要組成部分，有助於爲隱形眼鏡製造商提供設計最自然鏡片的精確訊息。

(2) 可以處理的病況

複視——單目或雙目：複視可能發生在患有神經系統疾病、後生性斜視等的患者。瞼裂內外傷或手術誘發的周邊虹膜切除術的患者可能會出現單眼複視。塗有黑色瞳孔的鏡片，無論是否附加塗有虹膜，都可能會非常成功。這種遮擋鏡片通常優於眼罩，重要的是設計鏡片時，黑色瞳孔需大到可以完全阻擋光線（通常比最大瞳孔大 2-3 毫米）。

畏光：這種是繪有虹膜而中心加有清晰的瞳孔，以重建大小正常的瞳孔，從而消除令病人不舒服的光敏感度。瞳孔缺陷最常見於外傷（鈍性或穿透性），但也經常可見手術引起的缺陷，例如：虹膜腫瘤切除、術中困難、瞳孔不等。對於這些情況，通常需要具有清晰瞳孔的不透明虹膜著色鏡片。此外，不能戴墨鏡但對光敏感的正常眼睛也可能會受益。例如許多職業運動員佩戴彩色鏡片，以提高他們的視覺表現。換言之，這些患者以及患有瞳孔異常、角膜病變和其他眼前部異常的病人都會受益於有色鏡片。白化病患者也經常受益於有色鏡片，因爲鏡片可以減少虹膜透照引起的畏光。

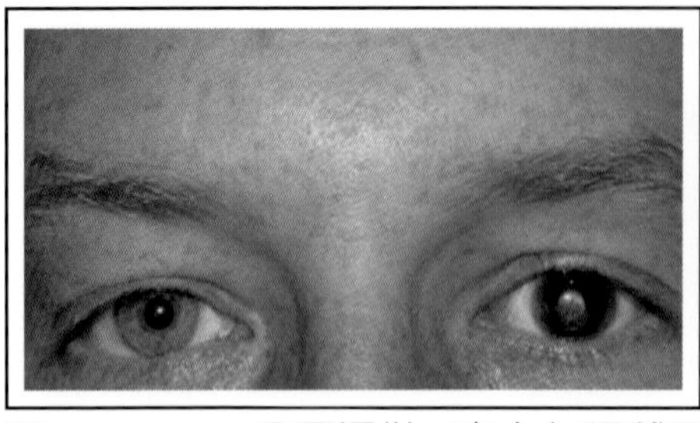
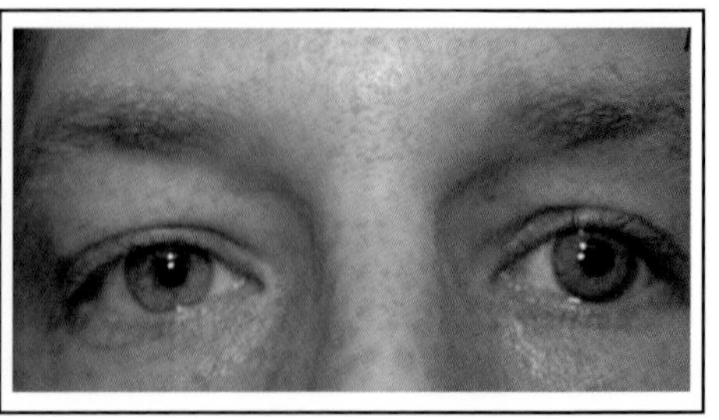

圖 24 MCLI公司提供：病人左眼戴用人工虹彩+瞳孔之前（左圖）與後（右圖）

弱視：弱視治療經常失敗的原因，有時只是因爲父母無法監控小孩子自己取下眼罩，因此戴用具有黑瞳孔的隱形眼鏡可能會非常成功，因爲小孩子無法取下鏡片外，也不能「窺視周圍」，而且從心理上來講，這種選擇也是有利。

3. 代用爲義眼的隱形眼鏡

隱藏白瞳孔（leucocoria）：可戴用有黑色瞳孔的鏡片。

覆蓋角膜疤痕：病理性或外傷性、嚴重的角膜新生血管、感染、穿透傷。在這些情況下，需要戴用有黑色瞳孔的虹膜塗層鏡片。如果眼睛尚有功能性視力，有時可能需要清晰的瞳孔。如果對眼中的虹膜也是非常深的棕色，則虹膜可能會被深棕色半透明鏡片覆蓋。否則，可能需要不透明的虹膜透鏡。

無視覺眼（phthisis）：難看，對病人會有顯著的社會、美容和心理影響。透過使用著色鏡片後，這些患者可以恢復正常的生活方式。帶有黑色瞳孔的不透明虹膜塗層鏡片可提供最佳效果，選擇虹膜顏色和直徑，以最佳匹配對側眼睛。

無虹膜眼（aniridia）：這種情況，是手術後或創傷性引起，會發生部分或全部無虹膜，患者可能會受益於不透明的虹膜著色鏡片。如果眼睛還有視力，則鏡片中心要使用清晰瞳孔，並且鏡片還可以結合屈光度數，以進行視力矯正。如有必要或需要，可在另一隻眼睛中使用透明鏡片。在其他情況下，可能需要具有所需直徑的黑色瞳孔，以配合另一隻眼睛。

4. 配鏡成功後

所有假體晶狀體患者都應在假體鏡片上戴一副眼鏡，主要原因：

(1) 佩戴帶有聚碳酸酯（polycarbonate）防碎鏡片的眼鏡很重要，這些鏡片可以保護眼睛免受傷害。
(2) 眼鏡可以幫助最大化外觀，可以掩藏假體鏡片，選擇有趣的鏡框，或者鏡片加色。

定期進行眼科檢查以診斷和治療嚴重的眼部疾病，並評估整體健康狀況，及其對眼睛的影響非常重要。戴假體鏡片的人通常依賴一隻健康的眼睛，必須定期檢查。

5. 鏡片可以用多久？

一些標準和訂製的假體彩色鏡片可能會褪色，防止這種情況發生時，需正確指導患者鏡片清潔和消毒。病人使用適當的鏡片護理溶液時，具有黏合在鏡片基質中顏色的手繪軟鏡片不會褪色。

病人購買備用鏡片，以確保鏡片佩戴的連續性非常重要。

一般受益於彩色隱形眼鏡的病人滿意度極高，因為他們能體驗到生活品質的重大改善。

第6章　鏡片清洗與消毒

第一節　新加坡隱形眼鏡引起的角膜炎事故

從幾件在新加坡發生的不平常角膜炎事件，臺灣的隱形眼鏡各界可以汲取有關配戴隱形眼鏡時，角膜炎的發生與處理之教訓[87]。

與隱形眼鏡佩戴相關最嚴重的併發症就是能致盲的感染性角膜炎。這種感染絕大多數是由細菌引起的，尤其是銅綠假單胞菌（*Pseudomonas aeruginosa*）。但眞菌性角膜炎極爲少見，在佩戴隱形眼鏡的患者中，眞菌性角膜炎的比例不到5%。大多數此類感染歸因於眼外傷、慢性眼表疾病和全身性免疫抑制疾病的伴隨症。發生的地區多在熱帶和亞熱帶，例如新加坡、佛羅里達州南部和印度南部，鐮刀菌（Fusarium）屬眞菌性角膜炎最常見的病原體，是普遍存在的透明絲狀眞菌，廣泛分布於土壤中，通常與植物根有聯繫。

自2005年3月1日起，在新加坡，與戴隱形眼鏡相關的鐮刀菌性角膜炎病例急劇增加。到2006年2月，全國有54名患者被確定患有這種罕見的感染；其後，在2006年3月至5月期間又發現了12病例。而且不止新加坡，美國也發現了122病例，和香港的33病例，表示這一現象可能是全球性的問題。

所以在研究期間，有66名患者（68隻患眼）被診斷爲與戴隱形眼鏡相關的鐮刀菌性角膜炎。估計每年的全國發病率爲每10,000名隱形眼鏡佩戴者有2.35例。患者年齡從13歲到44歲不等（平均 (SD)，27.1 (8.4) 歲），其中32名（48.5%）爲男性。絕大多數（65名患者；98.5%）佩戴軟式拋棄性隱形眼鏡；62名患者（93.9%）報告使用了博士倫的隱形眼鏡清潔液（ReNu, Bausch & Lomb, Rochester, NY），其中42名患者（63.6%）回憶使用的是ReNu + MoistureLoc。大多數患者（81.8%）承認有不良的使用隱形眼鏡的衛生習慣，包括睡眠中戴用（19.7%），以及在更換日期之後繼續使用（43.9%），最終的最佳矯正視力範圍爲20/20至20/80。但有5名患者（5隻眼；7.4%）需要緊急治療，甚至角膜移植。

結論是，在新加坡發現了一種與隱形眼鏡佩戴相關的、新的、持續發展的鐮刀菌角膜炎流行病。因此世界各地的醫生和眼睛保健從業者需要意識到，在隱形眼鏡佩戴者中出現類似疾病爆發的可能性。

因爲博士倫的清潔液可能是病原，博士倫給美國眼科學會的一封信中特別提到了alexidine，這是一種在MoistureLoc溶液中的消毒劑成分。雖然博士倫指出alexidine安全有效，但承認在某些極端情況下（例如，當溶液蒸發時留下了生物膜（biofilm），病人沒有定期更換鏡片盒中的溶液，藥瓶在兩次使用之間沒有蓋蓋子，或者病人沒有正確清潔或定期更換隱形眼鏡盒），配方中用於提高舒適度的聚合物濃度，可能會使溶液更容易被環境中的鐮刀菌汙染，而且一旦瓶子的尖端和鏡片儲存盒，因聚合物生物膜的形成而受到汙染，鏡片本身就會受到汙染[88]。

所以博士倫的研究人員推測，新加坡病情的發生可稱爲發生了「完美風暴情景」（perfect storm），該景包括環境中存在鐮刀菌、患者佩戴和護理實行、溶液在打開的鏡片盒中蒸發、沒有清潔鏡片盒，以及個體患者的易感性。

其實在 2000-2007 年，新加坡也出現過多例阿米巴角膜炎（Acanthamoeba keratitis, AK）。

大多數患者還報告說，在感染前使用了品牌名為 Complete 的多用途清潔液。在 2000 年至 2007 年間接受治療的 42 名患者（43 隻眼感染），35 例透過微生物培養診斷，2 例透過微生物學和組織學分析進行診斷，其餘根據臨床特徵和對治療的反應進行診斷。自 2005 年以來，病例逐漸增加，2007 年急劇增加，當時有 8 名當地患者接受了治療。在可獲得隱形眼鏡溶液數據的 30 名患者中，18 名報告在感染前使用了 Complete（Advanced Medical Optics, Santa Ana, California, USA）。在自 2006 年 2 月以來，治療的住院病例中，11 名患者中有 7 名（63%）使用了 Complete。在所有接受訪問的患者中都發現了不佳的衛生習慣。15 名患者需要角膜移植，其中 11 名接受治療性深板層角膜移植術（therapeutic deep lamellar keratoplasty, DLK），2 名接受光學穿透性角膜移植（penetrating keratoplasty, PK），1 名接受光學 DLK，1 名接受治療性 PK。其餘的透過抗阿米巴治療成功，平均治療時間為 116.2 天（從 15 至 283 天）。在伴有或不伴有上皮疾病的放射狀角膜炎患者中，83.3% 的患者最終視力達到 20/40 或更佳，而在環狀浸潤的患者中，這一比例為 41.7%，其中 25% 的環狀浸潤患者的最終視力可以數手指（counting finger）或更差，而沒有角膜炎和上皮疾病患者的最終視力比數手指更差【89-90】。

至於 Complete 清潔液的角色為何，並無深入研究。

臺灣的發病比例較少，據 CDC 報告：「……四、臺灣地區病例概況 1988 年中華民國眼科醫學會會刊報告『棘狀阿米巴原蟲角膜炎──臺灣首二例報告』。2011 年因應媒體報導棘狀阿米巴原蟲角膜炎事件，本署電詢臺大醫院眼科侯育致醫師表示，臺大醫院 1997-2001 年病例數爲 8 例，2002-2006 年爲 28 例，目前該每年約有 10 例，粗估臺灣地區每年約 40-50 例；另榮總眼科林佩玉醫師表示，榮總每年不到 10 例[91]。」

2016 年，新加坡國家眼科中心人員發表了能致微生物性角膜炎的風險因子調查，包括了 2008 至 2010 年至中心求診的病例，其中的 58 例微生物性角膜炎與 152 例無感染組對照。在控制其他變數時，中國人的風險比其他種族低 7 倍（95% CI: 2.3-21.3, P = 0.001）。與年輕佩戴者相比，年齡在 25 至 44 歲之間的人的風險增加了 3 倍（95% CI: 1.1-9.6, P = 0.04）。與日常使用相比，偶爾隔夜佩戴隱形眼鏡（每週少於一晚）的風險高 4 倍（95% CI: 1.2-15.4, P = 0.03）。處理鏡片前不洗手與風險增加 13 倍相關（95% CI: 1.9-84.8, P = 0.008）。與使用過氧化氫溶液相比，使用多用途溶液的風險高出 16 倍（95% CI: 1.5-174.0, P = 0.02）。可改變的風險因素（偶爾過夜戴用、不洗手和使用多用途溶液）的綜合 PAR（population-attributable risk）% 爲 82%。

結論認爲，與隱形眼鏡相關微生物性角膜炎的獨立危險因素包括：手部清潔不足、偶爾過夜佩戴和鏡片保持液的類型。在這群病人中，長時間過夜戴用或長時間使用隱形眼鏡的情形並不常見[92]。

綜合以上可以學到的一課是病人使用隱形眼鏡的教育及知識不足。在不是人人使用日拋式隱形眼鏡的情況之下，需要養成病人個人處理鏡片的清潔習慣：(1) 勤洗手；(2) 不可過度戴用；(3) 小心使用鏡片清潔及保存劑（最好是使用雙氧水系統）；以及 (4) 可能最被忽視的是清潔鏡片盒。

病人每天遵照以下四個簡單的步驟，就能確保隱形眼鏡盒的乾淨：

1. 清空盒子

取出鏡片後，將盒子完全清空，不要在底部留下舊溶液。舊溶液不再是無菌，並且容易滋生細菌。千萬不要重複使用舊溶液，或在舊溶液裡添加新溶液。

2. 洗手

最好用抗菌肥皂洗手，然後用無絨毛巾擦乾，之後再處理鏡片和鏡片盒。

3. 擦洗盒子

就像隱形眼鏡一樣，摩擦和沖洗是確保隱形眼鏡盒清潔的完美方法。可將少量多用途溶液滴入盒子中，並用指尖抹去任何沉積物，然後將溶液倒出，再用多用途溶液沖洗。切勿使用除了多用途溶液外的任何液體來清潔盒子。還有：不要忘記清潔盒蓋！

4. 風乾和密封

最後，風乾並密封鏡片盒。風乾時將其正面朝下放在乾淨的紙巾上。這可以讓多餘的溶液排出，並保持盒子內部清潔，並避免空氣中的任何異物顆粒。乾燥後，將蓋子密封，並存放在陰涼乾燥的地方。

最好每三個月換一個新盒子，也有人將鏡片盒子在沸水中燙 5 分鐘消毒，也是可行的辦法。

無所不在的阿米巴

以上所引新加坡的阿米巴感染病例群，還有一個未解決的問題：菌種來源爲何？也許可以從一埃及研究看出端倪：

棘阿米巴角膜炎（Acanthamoeba keratitis, AK）是由一種被稱爲自由生活的阿米巴（free-living amoeba, FLA），存在於世界各地的土壤和水的可生存環境之中。這些變形蟲以細菌、酵母和其他生物體作爲食物來源。與「眞正的」寄生蟲不同之處是致病性 FLA 可以在環境中完成其生命週期，並不需進入人類或其他動物的宿主。

只要是水，例如積水、海水、地下水、飲用水、河水、廢水和池水，也可以在用受汙染的自來水清洗的隱形眼鏡中生長。

埃及的研究旨在透過培養樣品檢測，在埃及 Assiut 銷售並已使用的彩色鏡片和消毒劑溶液中的 FLA，特別是棘阿米巴的存在，以形態鑑定和分子鑑定結果判斷。

在這項研究中，棘阿米巴在 NL、UL 和 LS 各地的發病率分別爲 30%、13.3% 和 45%。在一項爲期 10 年的調查（1994-2004）中，此前 Ibrahim 等人【93】也報導在所有 AK 病例中，從隱形眼鏡和隱形眼鏡消毒液，均分離出棘阿米巴。棘阿米巴在化妝用隱形眼鏡的存在，可能是由於鏡片表面不規則且顏料較粗糙，因此棘阿米巴可以透過棘足附著在鏡片表面上。此外，隱形眼鏡和隱形眼鏡消毒液可能被自來水或灰塵中的棘阿米巴汙染【94, 95】。

所以很明顯的，空氣中都會有這種善於附著在隱形眼鏡鏡片和汙染清洗鏡片的溶液的阿米巴存在，連新開瓶的溶液與新打開包裝的鏡片都不能避免。臺灣南部的氣候與南埃及有相同之處，可能也會有這種風險。的確，臺灣的 CDC 也發布以下公告【91】：

「五、臺灣地區環境棘狀阿米巴原蟲相關研究 2012 年臺灣大學環境衛生研究所學位論文『泳池與農田棘阿米巴原蟲定性研究』，利用型態學和分子生物學方法檢測來自臺北市 6 個游泳池之 12 件游泳池樣本，以及來自 6 個屏東縣恆春鎮和 5 個屏東縣車城鎮洋蔥田農田之 13 件土壤與 14 件空氣樣本，鑑定其中是否有棘阿米巴原蟲，並利用基因型分析、耐熱性及耐滲透壓測試，評估分離的棘阿米巴原蟲是否具潛在致病性。結果發現 6 個游泳池水樣檢出率爲 100%，13 件屏東縣洋蔥田土壤檢出率亦爲 100%，其中 14 件空氣樣本中只有 3 件檢出棘阿米巴原蟲，其檢出率爲 21.43%。依據基因型、耐熱性和滲透壓結果顯示，泳池分離出來的棘阿米巴原蟲均屬 T4，且一株不能在 37℃生長，其餘均能在 37℃與滲透壓 1 M mannitol 下生長，而農田土壤及空氣分離之棘阿米巴原蟲，大多數無法在 1M mannitol 的環境下生長，顯示泳池中之棘阿米巴原蟲一旦有機會接觸到人體的眼睛，多可忍受人體體溫與淚液之高滲漏壓，意謂泳池內棘阿米巴原蟲可能具有眼睛角膜之致病風險。」

第二節　如何保持鏡片潔淨

其實熱消毒最是有效，問題是熱會改變鏡片聚合物物質的化學性質，因此目前均採取冷消毒，利用多目的溶液，有些甚至可以免掉使用手指摩擦鏡片，以去除其表面雜物的這一步。

爲什麼要清潔和消毒：

二十年前，清潔隱形眼鏡是一個多步驟的過程，需要清潔劑、消毒劑、用於沖洗清潔劑或消毒劑的生理食鹽水，以及偶爾使用的酶片，來去除淚液蛋白質的積聚。

但是，步驟越多，病人就越有可能無法正確地遵循，或者根本就不做——這會增加威脅視力的感染的可能性。剛開始使用隱形眼鏡的青少年特別可能不遵守如此複雜的系統。

製造商爲當今熱售的軟式鏡片開發了一步式保養隱形眼鏡溶液的辦法。這些溶液有兩種類型：(1) 過氧化物和 (2) 多用途溶液。兩者都含有清潔劑，如雙膦酸鹽化合物（bisphosphonate compounds），以分解黏附在鏡片上的蛋白質，或表面活性劑，如嵌段共聚物（block copolymers），以打斷蛋白質與鏡片的相互作用。溶液通常還包含保溼劑或調理劑，例如纖維素、丙二醇（propylene glycol）或聚乙烯吡咯烷酮（polyvinyl pyrrolidone）等成分。還有用於維持對眼睛友好的 pH 值的緩沖劑，和用於維持保質期的防腐劑。

雙氧水（過氧化氫）溶液通常是 3% 左右的濃度。儲放隱形眼鏡的盒中還含有一種中和催化劑（通常是鉑、鈀或銀），以幫助最終將過氧化物分解成水和氧，這樣可以避免在重新戴用隱形眼鏡時，對眼睛造成化學傷害。多用途溶液通常含有聚亞烷基雙胍（polyalkylene biguanides）或聚季銨鹽化學品（polyquaternium chemicals）。這些都是具有抗菌活性的聚合物，實際上有更有效的抗菌單體形成的聚合物，但是單體會太過刺激眼睛，無法直接利用。

隱形眼鏡溶液中的成分決定了溶液的實際作用。其中一些成分會引發過敏或其他副作用，因此在購買前應該仔細查看標籤。隱形眼鏡溶液中的一些常見成分包括：

1. 聚季銨鹽（polyquaternium），是一種分解病原體和蛋白質的防腐劑。

2. 硼酸，具有抗生素特性，可用於清潔和舒緩受刺激的眼睛。
3. 丙二醇（propylene glycol），在黏膜上形成一層以緩解眼部發炎。
4. 過氧化氫，一種消毒劑。
5. 聚氨基丙基雙胍（polyaminopropyl biguanide），一種消毒和清潔隱形眼鏡表面的防腐劑。
6. 生理食鹽水，氯化鈉的水溶液，可穩定其他成分並保持鏡片的衛生【96】。

這兩種類型的清潔溶液還包含一系列其他化合物，以幫助維護鏡片。雙膦酸鹽（biphosphonates）會分解在佩戴一天之後最終會黏在鏡片上的蛋白質，而保溼和調理性化學物質可確保鏡片在儲存時保持良好狀態，這樣鏡片置回眼睛時，就會立即充分發揮作用。

基本原則是在清潔溶液中儲存一夜的隱形眼鏡，再度置入眼睛時，不會引起任何不適感。

當然，過氧化物會氧化微生物以外的許多物質，因此溶液配方的一個棘手方面是找到能夠在過氧化物溶液中儲存，而不會降解的清潔劑或調理劑。

與過氧化物溶液相比，多用途溶液通常使用聚合消毒劑，例如聚六亞甲基雙胍（polyhexamethylene biguanide）或聚季銨鹽（polyquaternium），其中心含季銨（quaternary ammonium）與過氧化物溶液一樣。消毒劑對溶液開發人員來說是最大的挑戰，儘管原因不同：包括消毒劑在內的溶液必須是溫和性，以便鏡片佩戴者可以將鏡片直接放入眼睛而無需沖洗。

因此，聚合物是一折衷方案，可提供有效的抗菌活性，也可有效殺死微生物但過於刺激，而無法以這種形式接觸眼睛的單體聚合製成。

解決隱形眼鏡保養的方案爲化學家提供了獨特的挑戰。這些溶液有六、七種必須平衡相容性的成分，但總體上超過 95% 的成分是水。除了注意化學相互作用外，化學家還必須了解可能吸附在瓶子和管道上的成分，是否會造成生物膜。

一、連鎖藥房店鋪品牌

藥房和雜貨店等連鎖出售商的隱形眼鏡護理產品，也稱爲「自有品牌」，通常比名牌產品便宜得多，是否也可以使用？

這些產品是安全的並獲得政府藥物管理機構批准，否則無法出售，但也有潛在的問題。有時，自有品牌產品是由較舊的配方製成的，並不具與新產品相同的優點。

但有個更大的問題是這種溶液是否與原來醫囑購買用於保養隱形眼鏡的溶液相容。還有，再下一次購買同一店鋪的自有品牌時，可能還不是同一款產品。因爲商家是從供應商那裡購買，在經濟考量之下，可能會更換供應商（甚至是配方），但仍以原自有品牌名義銷售，可是改變後的配方不一定適合病人眼睛或特定隱形眼鏡。

二、病人必知：如何保養隱形眼鏡

1. 洗手，以免汙垢和細菌進入眼睛。儘量避免使用保溼肥皀，因爲它們不適合隱形眼鏡。用不起毛的毛巾擦乾雙手。
2. 取下一個鏡片並使用推薦的溶液進行清潔。清潔可去除眼睛產生的堆積物、化妝品和其他影響鏡片舒適度的碎屑。FDA 建議您用幾滴溶液，在手掌中擦拭鏡片，即使您使用的是「免擦」產品。

3. 再次沖洗鏡片以去除鬆動的碎屑，確保按照包裝上的說明進行操作：沖洗是一個重要步驟。
4. 將鏡片放入乾淨的鏡盒或鏡架中，並注入新鮮溶液，不要留您的舊溶液。消毒會殺死鏡片上的微生物，消毒時間因產品而異，檢查包裝以獲取詳細訊息。

處理您的另一個鏡片時，重複步驟 2 到 4。一旦您決定要嘗試哪種產品，請與您的眼科醫生討論您的計畫。在確定新品牌與您的其他產品和隱形眼鏡兼容之前，請勿更換品牌。

切記每天清潔和消毒一次隱形眼鏡。如果您長期佩戴隱形眼鏡，請在取下鏡片後，立即清潔和消毒鏡片，日拋式鏡片除外。不僅您的眼睛會更安全、更健康，而且您的隱形眼鏡佩戴起來也會更舒適。

三、以下是當今最受歡迎，可能效果較佳的非處方隱形眼鏡眼藥水

Blink Contacts

Refresh Contacts Refresh Contacts Contact Lens Comfort Drops

Zaditor Eye Itch Relief

Bausch + Lomb Lumify

TheraTears

Bausch + Lomb Boston Rewetting Drops Boston Rewetting Drops

Opti-Free Puremoist Rewetting Drops

第7章　複雜症與藥物及手術治療

目前在臺灣，病人戴用美容及視力矯正隱形眼鏡時，並不需要醫生處方就可以自行購買，但如果有需要，可以請驗光師（或視光專業人士）驗光，這種生態能夠存在完全是依賴健保，病人眼睛一有不適，可以選擇就診。平常報紙雜誌也有警惕性的報導，引某某病人因戴用隱形眼鏡不當，不幸發生角膜炎、潰瘍等問題。這固然也是病人自我教育的一部分，但是戴用隱形眼鏡是視光眼科學不可分的一環，而且防範於未然，是公共衛生的第一任務，保護病人視力、視覺也一樣是公共衛生不可分的一部分。

安全的使用隱形眼鏡不能靠亡羊補牢，到病人求助時才處理問題，健保雖然可以負擔，但也有限度，不能浪費資源。

病人安全使用隱形眼鏡需要滿足幾個先天條件：

1. 廠家發展各式基於角膜生理的鏡片與高度有效的鏡片清潔保護液。
2. 裝配鏡片的臨床人員有一定程度的訓練與經驗。
3. 戴用鏡片的病人需要有相當程度的使用知識。

臨床人員需要了解的是，最弱的一環倒還不是病人的隱形眼鏡知識程度，因爲這方面可以補足加強，而是病人基本上是否都合適戴用隱形眼鏡，以臺灣人的眼睛來說，還沒有戴隱形眼鏡之前就已經有兩個大阻礙，即乾眼病及過敏。一般民眾眼睛篩檢會遭遇到的兩大主訴就是眼睛乾澀和發癢。而且臨床上病人來做初次看診時，可能會發現以下狀況，必須處理之後才能談到佩戴隱形眼鏡：

1. 螢光素一點狀染色（punctuate stains）：由於乾眼和／或缺氧導致的上皮缺損，通常在 3-9 點鐘位置。
2. 角膜水腫：呈現中央角膜混濁，由角膜緣透照可檢測得到，原因是角膜嚴重缺氧。
3. GPC（giant papillary conjunctivitis，巨型乳頭狀結膜炎）：對嵌入隱形眼鏡中的過敏原的敏感反應。
4. 懷孕和使用避孕藥：這些會改變淚液的化學成分，佩戴時間會因此減少。
5. 糖尿病：會發生缺血性的缺氧。
6. 主要開角性青光眼（POAG, primary open-angle glaucoma）：戴用隱形眼鏡可能會掩蓋與青光眼相關的角膜變化。

至於如何處理以及處理的程度，本章會深入探討。

第一節　遵守交通規則

首先要加強戴用隱形眼鏡病人的教育，例如臺灣的 CDC 在新加坡發生大量病例後，也公布了戴用隱形眼鏡病人的棘阿米巴角膜炎之防範措施爲：

1. 配戴隱形眼鏡者，應定期回診，並依眼科醫師建議配戴或更換隱形眼鏡。
2. 活動過程中，如可能接觸水，應移除隱形眼鏡。如戲水後發現眼睛有不適症狀，應儘速就醫，並告知醫師相關接觸史。

3. 接觸隱形眼鏡前，應以肥皂及水澈底清潔雙手並擦乾。
4. 依照眼科醫師及製造商之指引來清潔、保存隱形眼鏡。
5. 隱形眼鏡保存盒至少每 3 個月更換 1 次【91】。

以上所列，事實上就是一般隱形眼鏡戴用準則，但只是政府的建議，執行上應該由臨床配鏡人員教育病人其重要性。像汽車駕駛人均需遵照交通規則一樣，否則容易出車禍。

要了解規則，駕駛人通常需先上課了解規則，同樣的，首次配戴隱形眼鏡時，也應給予病人詳細說明。違反規則的病人，則需要加強進修課程。

但是要求病人自己發現「眼睛不適症狀」時求診，是指哪些症狀呢？可能應該儘量指明的好。以下的症狀源自舊 PMMA 鏡片的「原始」時代，但也會發生在現代戴用軟式鏡片的病人，因此資訊需對病人交代清楚：

紅眼或眼充血：這與結膜下出血不同。結膜下出血可以看到結膜下的一塊血跡，通常爲鮮紅色，是由於微血管破裂引起的良性病，在 7-10 天內會完全恢復。眼睛看起來充血是結膜血管擴張的跡象，源自眼睛中存有異物、隱形眼鏡佩戴、眼表乾燥和 / 或細菌感染。在某些情況下，充血是慢性的，可能是由於過敏，所有充血病例都必須停止戴用隱形眼鏡。

疼痛：眼睛對疼痛高度敏感。眼睛的任何疼痛都必須立即治療。長期隱形眼鏡佩戴者又有一特殊情況，因爲角膜感覺力大降，近乎結膜的低感覺度，此時眼睛已經適應長久存在的異物，即隱形眼鏡，並且軟式鏡片也有繃帶之效。因此，隱形眼鏡佩戴者的眼睛的輕微疼痛或刺激，是相當於正常不戴用隱形眼鏡的角膜所感受的劇烈疼痛，所以一有疼痛，就必須立即求診。

受傷引起的角膜疼痛需要 6-10 小時才會完全呈現。大多數的情況下，患者在晚上 9 點左右開始感到疼痛（也就是在戴了一整天的隱形眼鏡之後），然後在凌晨 3 點左右發展爲全面的緊急情況。有時病人未能立即尋求治療，還心存僥倖希望能自然康復，但問題常常變得更糟，最終需要在半夜乘坐救護車前往急診室。

視力下降：戴隱形眼鏡時，視力下降也是一個危險的徵兆。這是由於隱形眼鏡對角膜表面的機械性損傷、隱形眼鏡使角膜缺氧、角膜上皮水腫等引起角膜之完全水腫——因此視力會下降。不過某些情況下與戴用隱形眼鏡無關，例如可能是視網膜脫離、白內障和青光眼等相關問題，這就是爲什麼病人需要定期檢查的原因。同樣重要的是，要注意到有時一隻眼睛視力下降，而另一隻眼睛則無或幾乎沒有變化。因此要鼓勵所有隱形眼鏡佩戴者先閉上一隻眼睛，然後再閉上另一隻眼睛，以檢查每隻眼睛的視力清晰度。特別值得注意的是，如果畏光或疼痛先於視力下降，則立即諮詢眼科醫生至關重要。

產生分泌物：有兩種類型的眼睛分泌物。比較常見的是類似於鼻腔分泌物的白色絲狀黏液，通常由乾眼和過敏引起的輕度慢性炎症產生。淚液具有三種成分，脂質、水和黏蛋白，平常處於平衡狀態，如果淚液之產生先有缺陷，隱形眼鏡可能以化學或機械方式破壞這種平衡，過度分泌當然需要檢查。第二種分泌物是淡黃色的，是白血球細胞與細菌相互作用的產物，也就是發生了感染，可能是角膜表面、結膜和／或淚腺的感染。角膜沒有血管可以隨時帶來抗細菌的細胞，因此如果不治療，其感染會導致潰瘍和失明。嚴重受損的角膜需要移植，還好在早期階段，抗生素治療通常有效。

異物感：佩戴隱形眼鏡時，有異物感可能是嚴重潛在疾病的徵兆。一個例子是 GPC（巨大的乳頭狀結膜炎），其中在上部（以及在下部）結膜中看到大的鵝卵石樣囊腫。GPC 是對軟鏡片的過敏反應，尤其是在佩戴長期使用鏡片的情況之下，在這些鏡片中，導致敏感的蛋白被困在鏡片基質中，因而引起慢性過敏性結膜炎。異物感的另一種可能是眼睛乾澀，淚液產量不足，不能洗掉花粉等過敏原，病人可能需要改用一日拋的鏡片。

眼睛疲倦和乾燥：通常當眼睛感到疲倦和乾燥時，可能會出現眼睛乾澀。由於淚液對潤滑眼睛至關重要，如果在佩戴隱形眼鏡期間出現乾眼症狀，則必須由眼科醫生進行評估，尤其是測量淚液量和淚液清除率方面，以確定角膜 / 結膜的確乾燥。在嚴重的情況下，不應繼續甚至嘗試佩戴隱形眼鏡。在輕度病例中，患者可以使用不含防腐劑的人工淚液重新潤溼眼睛 / 隱形眼鏡，減少佩戴時間，並安排常規隨訪。

戴用隱形眼鏡病人上門求助時，臨床的眼睛檢查應注意以下數項：

角膜上皮損傷：隱形眼鏡佩戴會損傷角膜上皮，這當然會直接與鏡片相互作用。當鏡片成爲阻礙向角膜供氧的屏障，並破壞隱形眼鏡下淚液交換以排出代謝廢物時，可能會發生角膜上皮損傷。角膜上皮有 5-7 層細胞，舊的或受損的表面細胞被下面的年輕細胞取代，並且細胞間的連接非常緊密，阻止了細菌進入角膜本身。如果角膜磨損，大面積的上皮細胞被破壞，這個正常的過程就會改變，然後傷口周圍的細胞遷移到其中以修復缺陷。恢復時間當然取決於損壞的程度，嚴重的感染病例將需要抗生素治療，以協助正常的修復機制。

角膜上皮損傷的一個很好的例子，是患者在沒有取下隱形眼鏡的情況下睡著了，醒來後，眼睛感到疼痛。螢光素染色可顯示角膜中心的上皮缺損，在這種情況下，必須立即取下隱形眼鏡，有缺陷的上皮可能需要 6-24 小時才能恢復，同時，可能需要使用抗生素來預防感染。

另一個例子是「鏡片過緊」綜合症，當鏡片基弧對於角膜而言過於陡峭時，鏡片下方會積聚一灘廢淚水，很快氧氣和營養物質就會耗盡，從而導致代謝困難，損害上皮細胞。角膜可能需要幾天才能恢復，並且必須重新安裝隱形眼鏡。上皮損傷通常不會導致折射率或透明度的任何變化，即可以完全恢復。

角膜潰瘍：角膜潰瘍可能是隱形眼鏡佩戴不當引起的最嚴重的併發症，就像一場嚴重的車禍引起重傷甚至死亡，角膜潰瘍可導致失明。最常見的細菌是實際上通常存在於眼睛和腸道中的假單胞菌（pseudomonas），當角膜因戴隱形眼鏡而受損時，微生物就會具有傳染性，假單胞菌感染特別危險，因為角膜基質會融化，有時即使在治療後，角膜也會變得混濁不清。角膜潰瘍必須積極治療，病人需要住院，並且必須接受大量抗生素——口服、靜脈注射和結膜下注射，可能還需要膠原蛋白護罩來包紮眼睛，並且還可以作為局部抗生素的儲存庫。為了選擇合適的抗生素進行治療，通常還需要進行細菌培養。

角膜內皮的變化：角膜內皮是內層角膜的單細胞層，不能重生，作用是從角膜中去除水分。內皮可以用鏡面顯微鏡觀察。配戴隱形眼鏡後，由於內皮功能受損，內皮細胞有增大的趨勢，嚴重時會死亡，因而導致角膜水腫。

第二節　打地基

一、乾眼症（dry eye symptom）→ 乾眼病（dry eye disease, DED）

最近 20 年來，原稱爲乾眼症，形容眼睛乾澀的一種症狀，已經正式變成一個可以精確處理的疾病，即乾眼病（dry eye disease, DED）。此病之研究既深且廣，大致能釐清的起因是患者本身體質及／或環境的影響，以及人種之間的差異。以下舉幾個例子說明：

此研究【97】指出亞洲人比白種人顯示出更嚴重的乾眼症狀和徵象，可能是因爲亞洲人的瞼板腺功能較差，加上較高程度的不完全眨眼，因此會導致傾向乾眼病的發展。

這項研究有 206 名參與者（82 名男性，124 名女性），亞洲人與白種人各 103 人，平均 ±SD 年齡爲 45 ±16 歲。總體而言，與白種人相比，更多亞洲人參與者出現乾眼症狀並符合 TFOS（Tear Film & Oculr Surface Society）DEWS II（Dry Eye Workshop II）乾眼診斷標準（74% vs. 51%，p = 0.002），優勢比（95% CI）爲 2.7（1.5-4.8）次。在亞洲組中觀察到較差的 OSDI（Ocular Surface Disease Index）評分、淚膜穩定性、脂質層質量、淚液滲透壓、眼瞼上皮病變、瞼板腺脫落和表達的瞼板質量（均 p < 0.05）。亞洲組參與者的不完全眨眼比例顯著高於白種人組（81% vs. 45%，p < 0.001）。

此研究【98】報導，與文獻一致，對比兒童與成人，亞洲及白種人兩個種族的 DED 患病率都隨著年齡的增長而增加。在同一地點、環境和生活方式匹配的亞洲人組中，發現了 DED 的傾向較高。其前種族間不完全眨眼閉合的差異，被認爲與亞洲人眼瞼張力增加有關，隨著年齡的增長，眼睛的瞼板腺健康狀況變較差，導致淚膜和眼表健康狀況亦較差，並且患者報告的症狀亦增加。此研究觀察到的變化是淚液品質而不是淚液產量，表明是水分過度蒸發，繼發於瞼板腺功能喪失，而非水分缺少，因而引起 DED 之自然發展。

除了年齡之外，居住環境似乎也是一個因子，此項研究【99】調查了共有 88 名無症狀受試者。測量每個受試者淚膜破裂時間（TBUT）、非侵入性 TBUT（NITBUT）和淚湖彎月面高度（TMH, tear meniscus height）。爲了分別種族的影響，將 12 名美國亞裔年輕人的結果與 23 名白種人成年人的結果進行了比較。兩組都是從同一大學招募的，爲了闡明環境的影響，將來自中國天津的 53 名年輕人的結果與來自此 12 名美國亞裔的結果進行了比較。結果：淚膜穩定性的 TBUT 值是（10.49 ± 2.86 s vs. 11.06 ± 2.79 s, $p = 0.57$）、NITBUT（11.19 ± 4.89 s vs. 11.14 ± 6.20 s, $p = 0.98$）和 TMH（0.21 ± 0.08 mm vs. 0.22 ± 0.05 mm, $p = 0.59$），即並無差異，然而，美洲亞洲組的淚膜穩定性明顯優於天津組，TBUT（10.49 ± 2.86 s vs. 7.60 ± 3.26 s, $p = 0.01$）、NITBUT（11.19 ± 4.89 s vs. 8.03 ± 3.56 s, $p = 0.01$）和 TMH（0.21 ± 0.08 mm vs. 0.14 ± 0.03 mm, $p < 0.01$）。結論：先前報導的白種人和亞洲人群的差異，可能是由於研究對象具有不同的生活環境。

屈光手術前的中國病人乾眼症調查也有些有意思的發現：

研究的目的是確定屈光手術病人的術前乾眼症患病率並評估淚膜功能。研究團隊從 2015 年 7 月至 2016 年 2 月，自中國 13 家預先選定的眼科醫院招募了屈光手術候選病人。分析了患者病史、主觀症狀、淚膜破裂時間（TBUT）、眼表螢光素染色和評估、schirmer I 測試（SIT）。結果是參加病人爲 1,849 名，41.4% 的患者被診斷患有乾眼症（766/1,849），44.9%（830/1,849）的受試者有戴隱形眼鏡（CL）的歷史。總體平均 TBUT 和 SIT 值分別爲 7.3 ± 3.7 s 和 15.2 ± 8.8 mm。眼表螢光素染色的總患病率爲 23.46%（422/1,849）；44.62% 的患者 TBUT < 5 s，23.20% 的患者 SIT < 5 mm。而且觀察到 CL 佩戴者的乾眼患病率高於非 CL 佩戴者（54.1 vs. 35.2%, OR = 2.17, 95% CI: 1.77-2.65）。結論：在本研究中，乾眼病最常見是淚膜不穩定。較高比例的屈光手術病人在手術前患有乾眼病和戴用鏡片史[100]。

以上所引研究各有目的及發現，近年來有總和性的大型研究，結果可以作爲參考及臨床標準，延伸的理論應該也較爲可信。以下引二例：

乾眼症研討會（Dry Eye Workshop, DEWS）II 中的流行病學委員會，總結了有關 DED（dry eye disease）患病率、發病率和危險因素的可用數據。此報告是使用過去 10 年的 PubMed 數據以進行薈萃分析（meta-analysis）來確定 DED 的患病率。根據使用女性健康研究問卷（WHSQ, Women’s Health Study Questionnaire）的結果顯示，患病率是從美國男性的 4.3% 到亞洲女性的 21.6% 不等。報告還顯示，東南亞的患病率高達 20.0% 到 52.4%。西班牙和美國兩國使用相似定義的研究顯示，患病率分別爲 18.4% 和 14.5%。大多數研究表明，女性 DED 的患病率是男性的 1.33 至 1.74 倍，並也表明，40 歲以上的人比 40 歲以下的人面臨更高的風險。雖然研究計畫之間免不了存在異質性（heterogeity），但很明顯的，女性、老年人，和亞洲人較普偏的發生有症狀的 DED。

疾病發病率描述了一段時間內，新發病例或新發病例的比率，目前世界上只有兩篇關於 DED 發病率的論文。海狸壩眼科研究報告說，在 5 年期間，白種人群的發病率爲 13.3%，而英國雙胞胎研究顯示發病率在 2 年內爲 4.4%。據論文作者所知，沒有已發表的研究，可用於比較亞洲人群中 DED 的發病率。另外有七項研究報告，基於乾燥和刺激和／或嚴重症狀的疾病發病率參與者報告的醫生對乾眼症的診斷。大部分研究來自亞洲，包括日本，還有兩項來自美國。根據 WHSQ，DED 的總體患病率在 14.4% 和 24.4% 之間。使用韓國國家健康和營養調查（KNHANES）進行的研究報告發現，男性和女性確診 DED 的患病率最高。在 KNHANES 參與者中，40 歲以上男性的患病率爲 16.0%，女性爲 20.6%。在美國進行的 WHS 中，Schumberg 等人顯示女性的患病率爲 6.7%。WHS 在一項研究中清楚地表明，亞洲／太平洋島民和西班牙裔可能是 DED 發展的危險因素。然而，他們表示原因尚不清楚，這表明有幾個因素，例如導致副作用的其他健康問題的患病率較高，或缺乏對治療可用性的了解。

有鑑於亞洲人乾眼患病率高，臨床及研究人員成立了亞洲乾眼學會（ADES, asia dry eye society），美中不足的是，在亞洲，如臺灣的驗光師人員並不參與乾眼病診療，所以只有眼科醫生參與。一開始，ADES 的基礎成員認爲，需要一種簡單有效的檢查方法，以吸引眼科醫生，並在亞洲國家中用爲指南。其次，與北美和歐洲相比，在亞洲國家，可以開出治療乾眼症的促分泌劑眼藥水。另一重要點是，日本和大多數亞洲國家都可以獲得有助於查看和評估脂質和水層的診斷工具和成像技術。這些導致了淚膜導向療法（TFOT, tear-film oriented therapy）概念的演變，即針對眼淚的每一層的問題進行評估和治療。第三，流行病學研究表明，亞洲乾眼症患病率高於歐美。而且，與其他類型的乾眼病相比，短淚液破裂時間型的乾眼症，在日本和其他亞洲國家普遍存在。在這樣的背景下，ADES 於 2014 年成立。

學會在 2017 年發表了關於乾眼定義和診斷的共識報告，將乾眼病描述爲「乾眼症是一種多因素疾病，其特徵是淚膜不穩定，因而導致各種症狀和／或視力障礙，可能伴有眼表損傷」。該報告強調了淚膜的不穩定性，以及與乾眼相關的視覺功能的障礙，並詳細解釋評估淚膜穩定性的重要性。該報告還討論了淚膜導向治療的概念，該概念源於眼淚的定義，其中心是在每個淚膜層均可能發生提供的成分，不能滿足眼表各上皮組織的需求。

ADES 報告還提出了基於淚膜導向診斷概念的乾眼症的簡單分類，建議乾眼症分爲三種類型：缺水、潤溼性降低、蒸發性增加。所建議的這三種類型分別與每一層的問題吻合：水性、膜相關黏蛋白和脂質／分泌黏蛋白。儘管目前的技術無法對每個成分進行定量評估，但可以使用基於螢光素破裂的模樣進行實際診斷。ADES 提出的分類系統簡單、易用，僅需使用螢光素，即使是非乾眼症專家也可以使用，以上可見參考文獻 101。

有幾項研究表明，眼表生理學存在種族差異。與白種人相比，亞洲人的平均淚液破裂時間（TBUT）更短，香港華人的平均 TBUT 約爲 8 s，約 70% 的香港華人的 TBUT 小於 10 s【102】。

此外，角膜前淚膜的穩定性研究是在居住於蘇格蘭西部四個不同種族（中國人、非洲人、印度人和白種人）進行。受試者年齡自 17 至 45 歲，結果發現各組之間存在統計學上的顯著差異。各自的平均（+/-SD）TBUT 分別爲：9.8 s（3.9）、11.8 s（5.9）、16.4 s（6.9）和 19.9 s（8.3）[103]。

至於淚液量，日本與美國人相比也有差異：美國的平均 phenol red 線溼長度測驗結果爲 23.9 mm（標準差 9.5 mm）；日本的平均值爲 18.8 mm（標準差 8.6 mm）。兩國間存在顯著差異（$P < 0.05$），兩國男性受試者的溼身長度明顯長於女性（$P < 0.05$）。兩國病人的右眼和左眼結果之間存在中度相關性[104]。

中山醫大的初步研究，發現年輕人眼淚的（TBUT）在 10-11 秒之間（下表），與中國人的各年齡平均的 9.8 秒大致相近，但遠低於白種人的 19.9 秒。淚液半月板高度（tear meniscus height）可用於估計淚液量，小於 0.25 mm 可能已有乾眼症[105]，而臺灣年輕人僅達 0.29 mm（下表）：

TBUT 右眼（sec）	10.93
TBUT 左眼（sec）	10.1
Tear meniscus height 右眼（mm）	0.285
Tear meniscus height 左眼（mm）	0.290

N=60, Age=20-25 years; SBM OSA 非接觸式乾眼分析檢查儀

淚膜彎月面 tear meniscus 的評估是對淚膜量做微創式、直接的測量。以一研究爲例：目的是評估淚液彎月板參數的測量在乾眼症診斷中的效用，包括淚液彎月面曲率半徑、高度、寬度和橫截面積（TMC、TMH、TMW、XSA），乃透過以 12 倍放大率拍攝下，淚液彎月面的光學切片（用最小體積的螢光素著色）來確定，然後將所得到的圖像掃描到計算機分析程序中。此研究評估了 15 名乾眼受試者和 15 名年齡匹配的對照。乾眼受試者滿足玫瑰紅染色

評分 >/ = 1 和平均酚紅線 15 秒潤溼長度 </ = 10 毫米的標準。與對照組相比，乾眼組 TMC、TMH 和 XSA 的幅度均降低（平均值 +/- SD；TMC: 0.314 +/-0.160 mm 對比 0.545 +/-0.259 mm，TMH: 0.244 +/-0.089 mm 與 0.461 +/-00.173 mm，XSA: 0.0082 +/-0.0048 mm^2 與 0.0176 +/-0.0103 mm^2，方差分析，$p < 0.05$）。TMC 和 TMH 均顯示出良好的診斷準確率（分別爲 166.7% 和 160%），每個參數的乾眼參考值爲 </ = 0.35 mm。TMC 和 TMH 與棉線測試、無創液膜破裂時間和眼表染色評分也顯示出強相關性（$p < 0.01$）。TMH 是淚膜功能不全的最有力預測指標。這項研究表明，淚液彎月面評估是現有乾眼測試的可用替代方法【106】。

眼淚周轉率（turnover rate）是另外一個參數：

此項研究【107】使用螢光素作爲指標研究受試者的淚液流動動力學。將約 1 μl 螢光素溶液（1.0 Gm. L.-1）滴入受試者下眼瞼後，發現其在淚液中的濃度，以單指數模式減低。在大多數情況下，周轉率最初很快，大約五分鐘後變慢。最初較快的周轉率是由於應用溶液時，刺激淚液產生的結果，隨後較慢的衰減爲生理性周轉率。最初的數據表現個體差異，老年人低於年輕人。正常受試者的生理性周轉率相當穩定，平均約爲 16% min-1。此實驗採用兩種方法以測量下眼瞼內的淚液體積。第一種稀釋法是在眨眼後滴入 16.2 μl 螢光素溶液（0.10 Gm. L.-1）取樣並確定稀釋比例，由於會刺激流淚，此法存在較大誤差。第二種方法是應用已知量（約 1 μl）的螢光素溶液（1.0 Gm. L.-1）後，構建濃度衰減半對數圖，從衰減曲線外推至零時間，以及從零時間濃度計算淚液量。後一種方法給出了非常一致的結果，獲得的平均淚液量爲 7.0 ± 2.0 μl，年齡組、性別和同眼之間沒有顯著差異。該值與從解剖學考慮計算的可能的淚液量非常吻合。淚液量和周轉率測定的組合，給出了 1.2 μl min-1 的平均淚液流量，範圍為 0.5 至 2.2 μl min-1。發現淚液體積隨著淚液流量的增加而增加，由於使用零時間方法獲得的淚液量對應於初始較快的淚液流量，因此具有正常淚液流量的正常值是根據體積流量關係估算的，平均正常淚液量為 6.2 ± 2.0 μl。

沒有戴用隱形眼鏡的正常年輕受試者的典型平均淚液轉換率為 15.5% / 分鐘。佩戴隱形眼鏡時淚液周轉率顯著下降，戴用水凝膠 hydrogel 軟式鏡片時，為 12.4% / 分鐘，佩戴矽水凝膠 silicone hydrogel 軟式鏡片時，略勝一籌，為 13.2% / 分鐘【108】，但毫無疑問，戴用隱形眼鏡會影響到角膜自淚液攝取的養分及氧氣的供應。

二、過敏

通常過敏性結膜炎是由花粉和灰塵等過敏原引起的，隱形眼鏡材料中過敏原的性質尚不清楚。但細胞反應，例如肥大細胞的存在是相同的，疼痛、刺激和充血的症狀也是如此。

過敏性結膜炎（AC, allergic conjunctivitis）是一系列影響到不同年齡群的疾病，可分急性和慢性。在亞太地區，屋內塵蟎過敏引起的持續性 AR/C（allergic rhinoconjunctivitis）比間歇性 / 季節性的 AR/C 更為常見【109】。

臺灣人的過敏性結膜炎調查，一般與鼻炎兜在一起。主要是因為敏感病原，如花粉等，均來自共同環境，應該是相近。

有一項臺灣的花粉過敏作用研究，以臨床診斷為過敏性鼻炎的患者為對象。所有受試者都接受了 30 項皮膚測試，其中包括常年存在的過敏原（屋塵混合物、塵蟎、粉塵蟎、狗的皮膚、貓毛、蟑螂混合物和白色念珠菌）和花粉過敏原（金合歡、松樹混合物、桉樹、牛柳、杜松混合、柳樹、桑椹混合、胡椒樹、雪松、約翰遜草、百慕大草、豚草混合、提摩西草、刺藜、蒼耳、鼠尾草混合、羊酢漿草、狗茴香、藜混合、英國車前草、蓖麻豆、苜蓿和蒲公英）。

結果，在 419 名患者中，共有 313 人（74.7%）的皮膚測試呈陽性。共有 288 名患者（68.7%）對常年過敏原敏感，118 名患者（28.2%）對花粉過敏原敏感。然而，93 名花粉敏感患者也對常年過敏原敏感，僅對花粉過敏原敏感的只有 25 名。最常見的過敏原是 D. pteronyssinus、D. farinae、屋塵混合物和蟑螂，但最常見的花粉過敏原是刺豚草、約翰遜草和羊酢漿草。對常年過敏原敏感的患者的所有鼻部症狀，往往比僅對花粉過敏原敏感的患者更嚴重。

所以臺灣地區大部分鼻炎患者是對常年性敏感原起反應，花粉是較不常見的敏感原【110】。

過敏性結膜炎（AC）和鼻炎（AR）可能是與環境相關的、常見的過敏性疾病。此研究應用系統抽樣隊列數據庫，來檢查 AR 與空氣汙染和天氣變化的關聯，在分析中實施了病例交叉設計和條件邏輯分析；並確定了 140,365 名符合條件的 AR 受試者，診斷與環境監測數據也是相匹配後發現，與 AC 不同，描述性統計表明 AR 在 50 歲以下的成年人中發生率最高為 44.7%，冬季時是 28.7%（$p < 0.001$）；與 AC 相似，AR 發生在女性中多於男性。二氧化氮（NO_2）與 AR 呈正相關（$p < 0.001$），而相對溼度和溫度呈負相關（$p < 0.001$）。在調整協同變數後，AR 的風險隨著 NO_2 水平相對於 AC 的下降而增加（$OR = 0.984$，$p = 0.003$）。顯然 AR 可能

由低於 AC 水平的 NO_2 觸發或加劇。所以 AR 患者特別注意空氣汙染，並相應的緩解過敏的問題【111】。

第三節　整建與維修

如前述，臺灣人還沒有戴隱形眼鏡之前就預先有兩個必須處理的障礙，即乾眼病及過敏。是要 (1) 先治療，然後戴用隱形眼鏡，還是 (2) 先戴用再說，有問題再處理。這兩個選擇需臨床配鏡人員與病人達成共同協議，依病人病情輕重而定，然後再進行。

一、能否預防？

最近次氯酸（HOCl, hypochlorous acid）的眼科方面的運用又開始受到重視，也許臺灣也能採用（參考【112】）：

次氯酸（HOCl）在傷口護理、皮膚科、牙科和眼部護理中具有多種用途，是醫療、工業和家庭使用中最常見的消毒漂白劑。當然，消毒用的次氯酸鈉的濃度通常在 1% 到 5% 之間，眼科藥用劑的濃度要低得多。

HOCl 是一種全天然的抗菌劑。是人體免疫反應的一個組成部分，隨白血球細胞對體內病原體的反應，產生小的、高反應性分子之一，次氯酸由中性粒細胞釋放殺死微生物，並中和病原體和炎症介質釋放的毒素。

HOCl 具有廣譜抗菌活性，可快速殺滅微生物，HOCl 的體外運用，也是對多種微生物非常有效，有助於抵抗感染、減少炎症、控制身體對損傷的反應，並增強其自然治癒能力。

在眼部護理中，次氯酸可以有效緩解乾眼症和麥粒腫（hordeolum）。對於與瞼緣炎和瞼板腺功能障礙（MGD, Meibomian gland dysfunction）等疾病相關的發紅、發癢的眼瞼，這是一種治療上的選擇。含有 HOCl 的眼瞼衛生產品是患者日常保健的絕佳補充品，可減少眼瞼和睫毛上的微生物負載量。對於 MGD 患者，HOCl 與溫溼熱敷療法相得益彰，可提供減少細菌負荷和促進分泌物的雙重作用。

在嚴重的情況下，除 HOCl 外，許多患者仍然需要使用表面活性清潔劑。前瞼緣炎（blepharitis）的根本原因是油脂分泌過多，油脂裡含有導致眼瞼發炎的細菌，減少這種細菌菌群的關鍵是首先去除眼瞼上過多的油脂，然後再使用抗菌藥物。幾種眼瞼清潔劑中的溫和表面活性劑可溶解和去除油脂、碎屑和脫落的皮膚。HOCl 配方不含這些表面活性劑，並且在清除通常與眼瞼刺激相關的油、鱗屑和碎屑方面基本上無效。因此，在 HOCl 可能最有效處理的最嚴重病例中，臨床醫生應推薦一種包括表面活性劑清潔劑和 HOCl 的聯合療法，以使患者獲得最佳結果。研究表明，瞼緣炎患者的細菌載量是對照組的 14 倍以上，而 HOCl 溶液可能有助於減少細菌數量，而不增強有害菌株。研究人員還發現，次氯酸可減少 90% 以上的細菌負荷量，而不會顯著改變細菌種類的多樣性。此外，含有次氯酸的產品通常不是抗生素，不會導致日益嚴重的抗生素耐藥性問題。

因爲減少細菌負荷是治療瞼緣炎、MGD 和乾眼症的有用工具，所以越來越多的臨床醫生開始轉向 HOCl——尤其是現在 OTC 或醫師處方有很多選擇。過去，眼部用的 HOCl 需開具處方，但如今已有幾種非處方（OTC）選項，這倒不是因爲美國 FDA 決定重新分類 HOCl，而是特定 HOCl 溶液的僅限處方用是製造商的特權，針對產品更具體的聲明。OTC HOCl 溶液可以具有與處方劑相同濃度的活性成分，但產品說明比較籠統。現在有幾種配方可用於眼部護理，包括：

- Avenova（NovaBay）。這種處方噴霧含有純次氯酸，旨在去除眼瞼邊緣和周圍的微生物和碎屑。
- HypoChlor（OcuSoft）。這種濃度爲 0.02% 的 HOCl，無需處方，即可在噴霧和凝膠配方中使用，開封或未開封的穩定期是 18 個月。
- Bruder 眼瞼衛生液。這種 0.02% 純次氯酸溶液可不需處方，對於輕度或中度疾病的患者來說，它可能是日常眼部護理方案的有益補充品。
- Sterilid Antimicrobial（Akorn）。這種 OTC 噴霧是 0.01% HOCl，開封或未開封的保質期爲 24 個月。
- HyClear（Contamac）。開封後可穩定保存長達 18 個月，該產品含有 0.01% 次氯酸，只能透過處方獲得。
- Zenoptiq 次氯酸溶液。這款噴霧無需處方即可使用，開封後可保持 18 個月的穩定性。成分包括 99.94% 的電解氧化水、0.048% 的氯化鈉、0.01% 的 HOCl 和 0.002% 的 NaOCl。

二、乾眼病的處理

（一）目前處理模式：治療眼表疾病（ocular surface disease）

眼表疾病即眼睛表層的角膜和結膜受損，引起眼表疾病的原因有很多，但最常見的兩種是「乾眼症」（DED）和「瞼緣炎」（blepharitis）。

乾眼症的分布治療通常從人工淚水、凝膠和軟膏、環孢菌素滴劑（cyclosporine，如 Restasis 或 Cequa）、Lifitegrast 滴劑（如 Xiidra）和人工塞閉淚點開始。改變環境，例如使用加溼器和遠離氣流也很有幫助。其他治療方法包括淚液引流管的燒灼（當淚塞子不穩定時）、Lacriserts、用於黏液絲的乙醯半胱氨酸（Mucomyst）以及眼瞼的永久部分閉合（小部分縫合側瞼裂角）。

乙醯半胱氨酸（acetylcysteine）可以減少眼淚的黏質（mucus）。有一 Ilube 品牌中，乙醯半胱氨酸與一種稱爲羥丙甲纖維素（hypromellose）的成分相結合，可舒緩和潤滑眼表，這兩種成分一起可以充當人工淚液。

瞼緣炎與乾眼病一樣，通常是一種慢性病，通常分爲前部（涉及包括睫毛在內的眼瞼前部）和後部（涉及包括瞼板腺在內的眼瞼邊緣）。實際上，很多病例兩者皆存在【113】（https://www.willseye.org/ocular-surface-disease/）。

（二）療程

第一個藥是 Lotemax 或 FML，qid x 2-4 wks，加上人工眼淚。如果消炎有效，可以繼續使用 Lotemax bid x 1 month，然後減低到

qd x 1-2 months；或 Lotemax bid 加 Restasis bid x 1 month，然後改成 Restasis bid x 數月。

Restasis 是一 cyclosporine，美國 FDA 批准使用 Restasis 治療與乾燥性角膜結膜炎（慢性乾眼症）相關的炎症。藥效很慢，需要數 (6) 週才能見效，治療期間都要加用人工眼淚。這些病人有時也能得益於 Aza-site 1% 或口服的 Doxycycline 治療。

消炎之用還有美國 FDA 特許治乾眼病之用的 Xiidra（lifitegrast），其作用是阻斷細胞表面的一種蛋白質，歸類爲淋巴細胞功能相關抗原 -1（LFA-1）拮抗劑。

眼瞼炎療程：先熱敷，用棉花籤浸 Johnson's Baby Shampoo（加水，一對一稀釋），清洗眼瞼。

比較嚴重的病例，需要 Doxycycline 50mg po bid x 2 wks，然後 qd po x 6 months；或者 Doxycycline 50mg po bid x 2 wks，然後增加或改成 Omega3 fatty acids。有些病人只願意使用 Omega3 fatty acids，也會有效，只是較慢顯效。如果擔心過量 Doxycycline 會引起乳癌，可以減量並改用牙科的 Periostat（Doxycycline hyclate, CollaGenex Pharmaceuticals）20mg po qd x 3-5 wks + Omega3 fatty acids 如上。最嚴重的眼瞼炎，處方是 80mg qd x 1 wk，40mg qd x 2 wks，20mg qd x 2 wks。

如果不願意用 Doxycycline，特別是 12 歲以下兒童與可受孕婦女，可以使用 erythromycin，如 Biaxin（Abbott Labs）250mg po bid，如 Doxycycline 使用法。

可是最近有出乎意外的研究結果，認爲 Doxycycline 無效或低效，所以醫師處方前需要考慮【114】。另一選擇是口服 Azithromycin，五天治療期，第一天 500mg，接下來每天 250mg【115】。

輔助處理MGD的人工眼淚可以考慮Refresh Endura及Soothe。

另一辦法是使用淚管塞（punctual plugs），大致有兩種類型的淚管塞：

1. 臨時性可溶解塞是由能逐漸分解並被人體吸收的材料（如膠原蛋白）製成，可在眼睛中持續使用數天到幾個月。在進行屈光手術（例如 LASIK）後，通常使用這種臨時塞子來保持眼睛溼潤。查看塞子是否有助於緩解乾眼症時，也可以使用。
2. 半永久性的淚管塞是由較耐用的醫用塑料（如矽膠或丙烯酸）製成，可在眼睛中停留數年。如果需要，也可以由眼科醫生移除。另一種類型的半永久性淚管塞是放置在淚管的較深部分的爲淚小管（canaliculus）。

（三）亞洲乾眼學會療程模式：補充淚層缺陷

1. 淚液表層脂質不足

脂質不足主因是 MGD，比照上述眼瞼炎療程處理。

2. 淚液中層水分不足

可用 Pilocarpine，如 cevimeline HCl 或 Salagen 5 mg qid。

3. 底層黏液 mucus 不足

瑞巴派特（rebamipide）可增加角膜—結膜上皮黏蛋白（mucin）分泌，增加結膜杯狀細胞（gobet cells）密度，降低眼表上皮的損傷。

爲了闡明 2% 瑞巴派特滴眼液的藥理作用，Simsek 等研究人員調查了角膜—結膜細胞的改變。該研究包括 15 名 DED 患者，他們接受 2% 瑞巴派特滴眼液 QID 治療 12 週。該團隊分析了症狀評分、淚膜破裂時間、螢光素和麗絲胺綠（lissamine green）染色評分、眼瞼上皮病變評分、角膜敏感性、鱗狀化生分級（squamous metaplasia）和杯狀細胞密度，還評估了核質比和角膜上皮細胞【116】。結果發現，由於黏膜功能的變化，這些點眼劑可改善眼表細胞的分化，也可能就是 DED 病徵改善的原因。

（四）戴用隱形眼鏡病人的處理

隱形眼鏡佩戴會導致乾眼症，長期佩戴會降低角膜敏感性，從而減少淚液產生和眨眼率。隱形眼鏡佩戴絕對需要足夠的淚液，不僅作為潤滑之用，還為角膜提供營養。淚液不足與隱形眼鏡戴用是不相容的，而戴隱形眼鏡會減少淚液生產——也就是一個惡性循環。

再者，由於眨眼率減低，戴用隱形眼鏡也會促進淚液蒸發，此為導致乾眼症的另一個原因。隨著電腦的使用，眨眼頻率也會降低，這會進一步加劇佩戴隱形眼鏡時的乾眼症。

隱形眼鏡引起的乾眼症可以略為舒緩，透過 (1) 經常滴入人工淚液來潤溼眼睛；(2) 減少鏡片戴用時間或改用日拋軟式鏡片；(3) 避免乾燥的工作環境；(4) 避免風直接吹入臉部 / 眼睛；(5) 正確清潔和消毒隱形眼鏡，特別是使用過氧化氫清潔系統。

更換成日拋軟性隱形眼鏡時，要注意重新配戴隱形眼鏡非常困難，特別是如果患者是長期佩戴者，通常在重新配戴之前，需要暫停隱形眼鏡佩戴 3 個月。

人工眼淚的選擇：

如果病人需要每天使用四次以上的人工淚液時，需使用不含防

腐劑的品牌，因為防腐劑會進一步刺激眼睛。一些不含防腐劑的品牌是 Optive、Refresh、Thera Tears、Genteal Visine Tears、Refresh Endura 和 Refresh PM 軟膏。但是有的品牌會改變配方，因此務必閱讀瓶子上和包裝紙裡的成分表。如果唯一的選擇是含有防腐劑的品牌，那麼較新的防腐劑（如過硼酸鈉 sodium perbonate、氯化鈉 sodium chloride 和聚季銨鹽 -1 polyquaternium-1）的危害性低於舊式的苯扎氯銨（BAK, benzalkonium chloride）。

有些品牌以更黏稠的形式製成，可以在眼睛上停留更長時間，缺點是它們會導致視力模糊長達半小時。黏性較小的品牌則不太可能引起眼睛刺激和長時間視力模糊。Systane 和 Refresh Tears 是兩個流行的黏性眼淚品牌；Systane 的黏度為 10，而 Refresh 的黏度為 3。兩者的黏度都比其他兩個品牌 Celluvisc 和 Liquigel 低得多，其黏度分別為 350 和 70。

適合乾眼症病人戴用的隱形眼鏡，依戴用目的可分為：

一般性：Bausch & Lomb ULTRA Contact Lenses

經濟性：CooperVision Biofinity Contact Lenses

電腦工作用：CooperVision Biofinity Energys

日用：Alcon DAILIES TOTAL1 Contact Lenses

避光用：Acuvue OASYS with Transitions

週拋：Clerio Vision Extreme H_2O

多焦鏡片：Alcon Air Optix Aqua Multifocal

散光鏡片：Acuvue OASYS for ASTIGMATISM

敏感用：Alcon DAILIES AquaComfort Plus

彩色鏡片：Alcon AIR OPTIX COLORS 2-Pack

三、過敏結膜炎的處理

就過敏患者戴隱形眼鏡而言，主要考慮因素是 (1) 潛在的炎症性和傳染性結膜炎；(2) 淚液分泌不足導致的乾眼症；(3) 過敏原在鏡片中的積聚；(4) 可以透過使用特選的日拋式鏡片來避免。

發生過敏性結膜炎時，必須徹底清潔鏡片並縮短配戴時間。如果與隱形眼鏡保養溶液相關，則換用基於生理食鹽水的系統。但如果更換了新鏡片和佩戴時間減少，例如從 12 小時減少到 6-8 小時，過敏症狀應該會大大改善，但如果仍然沒有改善，則需考慮藥物治療：

嚴重的病例可以使用消炎眼藥水，這些眼藥水可以是非類固醇或類固醇。應首先使用非類固醇消炎藥，因爲類固醇可引起繼發性白內障和青光眼。類固醇的使用必須由眼科醫生仔細監測，或者改用「軟」類固醇。

2017 年，美國 FDA 批准了 Zerviate（0.24% 西替利嗪滴眼液，cetirizine ophthalmic solution；Eyevance Pharmaceuticals）作爲處方 BID 滴劑，用於治療 2 歲以上患者與過敏性結膜炎相關的眼部搔癢。

Zyrtec（Johnson & Johnson）中的活性成分西替利嗪（Cetirizine）是一種第二代組胺 -1（H1, histamine-1）受體拮抗劑，具有抗組胺和穩定肥大細胞（mast cells）的特性，已知可減少眼睛發紅。Zerviate 是由甘油（glycerin）和羥丙基甲基纖維素（hydroxypropyl methylcellulose）配製而成，最常見的不良反應是眼部充血、滴注部位疼痛和視力下降。雖然治療的目標是減少因潛在過敏反應引起的眼發紅，但有些人可能會因爲這種藥物的副作用而出現反效果。

2020 年 2 月，Pataday One Daily Relief（0.2% 鹽酸奧洛他定滴眼液 olopatadine hydrochloride ophthalmic solution，愛爾康）和 Pataday Twice Daily Relief（0.1% 鹽酸奧洛他定滴眼液，愛爾康）獲得美國 FDA 批准，用於非處方 OTC 銷售。奧洛他定是久知的第二代產品，為抗組胺藥和肥大細胞穩定劑。這種具有雙重作用的選擇性 H1 受體拮抗劑，可抑制肥大細胞釋放出組胺，防止組胺對結膜上皮細胞的影響，包括眼發紅。

它適用於暫時緩解成人和 2 歲以上兒童，因花粉、豚草、野草、動物毛髮和皮屑引起的眼睛發癢。它的苯扎氯銨（BAK）濃度低至 0.01%，可減少防腐劑帶來的潛在副作用。與奧洛他定相關的最常見不良反應是視力模糊、點狀角膜炎、乾眼症、異常的眼部感覺和味覺障礙[117]。

四、緊急狀況──意外的過分使用鏡片（over-wear）

戴著隱形眼鏡入睡時，角膜接觸氧氣的機會減低，閉合的眼睛會阻礙新鮮的淚液流向角膜細胞，因而失去營養與抗細菌力。這種情況之下，一般是病人早上醒來時出現眼睛充血、浸潤和一些分泌物，可以先以 Tobradex 處理，但需要確認病人按處方囑咐用藥，並確定眼壓正常。

缺少氧氣和眼淚會導致短期問題，包括感覺眼睛裡有異物、視力模糊、紅眼、灼熱、搔癢或角膜劃傷。隨著時間，可能會出現更嚴重的問題，包括侵入角膜的異常血管生長、巨型乳頭狀結膜炎（giant pappilary conjunctivitis）或眼瞼下方腫大，導致黏液排出和刺激。角膜感染導致疤痕和視力下降，也是另一種可能的結果。

當心生物膜（biofilm）堆積：需經常更換新隱形眼鏡，並使用多用途溶液保持隱形眼鏡的清潔，可以減少鏡片積留生物膜（即黏附在鏡片表面的細菌和碎屑層），從而降低角膜感染的風險。但與隱形眼鏡共眠的病人，會因爲生物膜堆積，而導致角膜感染的風險增加。

保持正常眼淚：患有影響正常淚膜的眼部疾病的病人，例如乾眼症或瞼緣炎，容易出現與鏡片接觸磨損相關的問題，包括隱形眼鏡對眼睛的持續異物感、鏡片難以戴用和取出、眼發紅和可能的疼痛。隨著時間，這些症狀會導致隱形眼鏡耐受性降低。睡時佩戴隱形眼鏡會增加乾眼症或瞼緣炎病人出現戴用問題的可能性。

角膜磨損：有時，當軟鏡片撕裂或碎裂時，病人可能會嘗試移除殘留鏡片，從而導致輕微的角膜磨損，也會表現出不適的跡象，例如充血和流淚，最常見的是異物感。

1. 角膜緣充血（limbal flush）

這是角膜慢性缺氧的典型徵兆，通常伴有乾眼症。這些情況很難處理，因需要換用具有高透氧性和低含水量的鏡片，即 RGP 或矽膠鏡片。鏡片需要仔細清潔，可能也必須減少戴用時間，並增加人工眼淚潤滑劑使用的頻率。

2. 近視漸漸加深（myopia creep）

這發生在缺氧情況下。需要更換更透氧的鏡片。

3. 半緊急意外情況——隱形眼鏡失蹤

軟式隱形眼鏡雖然比硬式的舒適，但也易碎且容易撕破。特別是從乾眼症病人眼中取出鏡片時，或者在清潔或取出鏡片過程中過分用力，則鏡片可能更容易撕裂。破裂的鏡片應立即取出，否則會劃傷或刺激眼睛。

去除殘留鏡片法：有時，鏡片或部分鏡片隱藏在上眼瞼下方，可以：

(1) 用緩衝生理食鹽水沖洗，以使鏡片「浮動」。
(2) 用螢光素染色定位鏡片（在裂隙燈下觀察）。
(3) 如果病人太痛而無法操作，則局部麻醉。
(4) 加用預防性抗生素紅黴素、polytrim 或 ciloxan。

對病人的指導：

在您嘗試自己取下鏡片之前，請先評估一下您的情況。如果您的眼睛有高度疼痛或刺激感，或者如果您不確定自己可以摘除鏡片，請快速就診以進行摘除，否則可以進行以下步驟：

徹底洗手，並用無絨毛巾擦乾。

如果可能，請尋求可以幫助您的人。在光線充足的地方站在或坐在鏡子前，這樣您或您的幫助人可以更輕鬆地查看您的眼睛，並找到隱形眼鏡和任何碎片。

在受影響的眼睛上滴幾滴眼部潤滑液或生理食鹽水。這對於潤溼已撕裂的鏡片，防止其黏在眼睛上，以使摘除更加容易。

用一根手指，向下拉下眼瞼。如果您可以看到撕裂的鏡片，請用另一隻手的拇指和食指捏住隱形眼鏡，並將其從眼睛中取出，避免用手指在眼睛周圍移動撕裂的鏡片，因爲這可能會劃傷您的眼睛。

取出後檢查撕裂的隱形眼鏡，必要時潤溼鏡片、展開鏡片。此步驟對於確定您是否能夠從眼睛中取出整個鏡片很重要。

如果有任何鏡片殘留在您的眼睛中，請用手指拉起您的上眼瞼，然後將視線向下。這將有助於看見任何剩餘的隱形眼鏡片。對你的下眼瞼做同樣的事情，這次只向上看。如果您可以看到眼睛中的已撕裂鏡片，請用乾淨的手指和拇指輕輕取下。

如果您無法取出撕裂的鏡片，或者您不確定是否已從眼睛中取出所有碎片，請立即就醫。撕裂的隱形眼鏡如果留在您的眼睛中，可能會造成傷害。

第四節　崩盤階段

戴用隱形眼鏡不當因而罹患感染性角膜炎是緊急事件，必須及時處理，不能讓角膜受損。一般病源爲微生物，特別是 Pseudomonas aruginosa 感染【118】。

一、微生物角膜炎

是一種常見的、能引起疼痛，並威脅視力的疾病，通常與眼外傷、眼表疾病和隱形眼鏡佩戴有關，雖然病原體種類和受感染因素，因地理和氣候而異，但該疾病仍然是導致眼部受傷的主要原因。美國每年大約發生 30,000 病例，其中大部分是細菌感染。眞菌和棘阿米巴型感染較爲罕見，但後果更是嚴重。病毒性角膜感染，主要起源於皰疹病毒（Herpes），臨床上比較容易識別。

開始治療角膜炎時，必須首先將角膜浸潤物，歸類爲無菌或傳染性[119]。

1. 無菌性角膜炎

這些浸潤（infiltrates）是較小的缺陷，通常小於 1 毫米至 1.5 毫米，並且會發生幾乎無感的疼痛、分泌物產生、結膜炎症和前房反應，也很少或無上皮受到影響。大多數無菌浸潤位於上皮之下部或間質之前部，見於距角膜緣約 4 毫米內的中外周到外周角膜。無菌浸潤與隱形眼鏡佩戴有關，特別是長時間佩戴和衛生條件不理想的情況之下，並且往往發生在角膜上半部。

處理無菌浸潤的初始治療，包括停止戴用鏡片，然後使用局部抗生素、強化局部抗生素、抗生素—類固醇組合劑、單獨使用局部類固醇或簡單的觀察。在無菌浸潤的情況下，不建議進行微生物培養。局部抗生素—類固醇組合已被證明比單獨使用局部抗生素，可以在更短的時間內解決無菌浸潤。如果觀察到明顯的上皮缺損，並伴隨疼痛和眼部炎症惡化，那有可能會發生細菌性潰瘍，此時需要及時使用抗生素治療，但最初期應避免使用類固醇。

2. 傳染性角膜炎

在上皮遭到破壞的情況下，還觀察到基質有浸潤時，很可能得處理的是感染性病因。感染性角膜潰瘍患者通常會出現疼痛、畏光、急性視力下降、結膜充血和膿性黏液分泌物。嚴重的病例可能導致基質變薄、潰瘍、角膜穿孔、眼內炎、繼發於基質瘢痕的視力喪失，甚至失去眼睛。

當培養病原和／或敏感性測試不可用或尚未進行時，通常需要及時的試驗性治療。治療方案應包括局部廣譜抗生素，如氟喹諾酮類（fluoroquinolones）或強化氨基糖苷類（fortified aminoglycosides），以及頭孢菌素（cephalosporin）或萬古黴素（vancomycin）。在選擇抗生素時，需考慮當地地理位置、當地特有細菌流行率和抗生素敏感性。

目前雖已有大量臨床試驗發表，詳細說明了許多處理方案，並根據微生物特徵進行細分，但還沒有一致的治療方案，詳細說明細菌性角膜炎應使用哪些抗生素。目前，美國 FDA 批准 0.3% 的環丙沙星（ciprofloxacin）、1.5%的左氧氟沙星（levofloxacin）和0.3%的氧氟沙星（ofloxacin）用於治療細菌性角膜炎。

如果潰瘍較大或威脅到視力，特別是伴有前房積膿或深部間質受損時，可使用強化外用抗生素，建議開始治療時每 5 至 15 分鐘服藥一次，緩解後每小時加用一次。結膜下注射、全身治療或在嚴重的情況下，可能需要住院治療。輔助性睫狀體麻痺劑（cycloplegics）也可以考慮使用，特別是在前房反應明顯和／或劇烈疼痛的情況之下，因爲它們具有紓解和抗炎特性。

二、類固醇治療

雖然局部抗生素治療仍然是細菌性角膜炎的主要治療方法，但輔助使用皮質類固醇也可能對臨床結果有益，不過使用局部類固醇治療微生物性角膜炎仍然存在爭議。支持者認爲類固醇可以減輕宿主炎症引起的組織損傷，此外，類固醇可以透過減輕疼痛和不適，來提高患者對抗生素治療的依從性。反過來說，類固醇治療可能會延遲上皮癒合並增強細菌性角膜炎，從而導致基質變薄和熔化。

一項稱爲 SCUT（Steroids for Corneal Ulcers Trial）的隨機、安

慰劑對照、雙盲試驗，比較使用抗生素和類固醇與單獨使用抗生素治療細菌性角膜炎的臨床結果【120】（https://www.ncbi.nlm.nih.gov/pmc/articles/PMC3946996/）。SCUT 內的亞組分析發現，與安慰劑相比，低視力、深部或中央潰瘍的患者在三個月內的視力更有改善，患有侵入性假單胞菌菌株（*Pseudomonas*）的患者也是如此。類固醇組和安慰劑組之間的不良反應，並無存在顯著差異。

及時和劑量是重要的問題，因爲僅在使用抗生素兩到三天後，開始使用類固醇的患者，尤其是每天使用六次強效藥物的患者，其視覺改善效果比安慰劑組的患者好。與安慰劑相比，遲來使用類固醇的患者視力相同或更差。

SCUT 試驗的 12 個月隨訪結果也表明，不是諾卡氏菌角膜炎（NK, *Nocardia* keratitis）引起的潰瘍患者的視覺效果更佳。然而，已發現 NK 患者在接受皮質類固醇治療後，會出現更大的浸潤和疤痕，雖然視力、再上皮化或角膜穿孔方面沒有差異。使用類固醇的不良結果，也發生於與眞菌和棘阿米巴有關的感染。

爲儘量減少不良反應，在抗生素治療 24 至 48 小時後，根據潰瘍改善和透過培養鑑定微生物的證據，謹愼使用局部類固醇。在非典型角膜炎的情況下，要避免使用局部類固醇，如 NK、眞菌和棘阿米巴感染時，更是要避免。

三、輔助治療

除了傳統的抗生素治療外，還有幾種細菌性角膜炎的輔助治療選擇。一項隨機對照試驗表明，1.25% 的低濃度外用聚維酮碘（povidone-iodine）在治療細菌性角膜炎時，可能與外用抗生素具有相同的功效，並且還有顯著降低成本的額外好處。膠原交聯是一種治療角膜的手術，可以加強基質組織，已被證明對頑固性傳染性角膜炎具有潛在的益處。因爲它可以阻止角膜融化、解決對治療有抵抗力的潰瘍，並改善患者症狀。

也有眼科醫師建議使用四環素類藥物，例如強力黴素，因爲它們具有抗金屬蛋白酶的特性，可以降低感染性角膜炎的嚴重併發症的風險，例如角膜穿孔。其他的輔助療法，如羊膜、抗生素浸泡的軟隱形眼鏡、膠原蛋白防護罩、絲裂黴素 -C（mitomyci-C）、高壓氧氣療法、自體血清滴眼液和冷凍療法，不過這些療法的有益效果尚未普遍確立。監測對治療的臨床反應相當重要——需確定治療是否有效，以及是否需要修改。在 48 小時內缺乏臨床反應，或體徵和症狀惡化，尤其是在威脅到視力的潰瘍情況下，可能需要開始更積極的抗生素治療方案（例如，改用強化廣譜抗生素），考慮病原是否爲不太常見的微生物，進行再培養或轉診給角膜專家。

在病人不太可能依從醫囑情況下，疾病也擴散到鄰近組織或接近角膜穿孔的威脅，全身性抗生素或住院治療可能是必要的。另外還要考慮誤認藥物毒性，爲缺乏臨床改善，有時可能需要退一步減少治療才能評估癒合狀況。

第五節　打掉重來[121]

如果角膜損傷無法復原，病人視力大降，主要解決方法就是角膜移植。此角膜手術正在急速發展中，原來成功率很高的穿透性角膜移植術（PKP, penetrating keratoplasty）已經逐漸被新技術，可以不再移植全部角膜，而是專注各角膜層的手術取代，例如 Descemet 剝離自動內皮角膜移植術（DSEK/DSAEK, Descemet stripping automated endothelial keratoplasty）、Descemet 膜內皮角膜移植術（DMEK, Descemet membrane endothelial keratoplasty）、前後彈力層內皮角膜移植術（PDEK, pre-Descemet's endothelial keratoplasty）和深前板層角膜移植術（DALK, deep anterior lamellar keratoplasty）等等。

一、穿透性角膜移植術

傳統的 PKP 要摘除全部角膜，所以有一小段時間眼球是開放的（稱爲「開天窗」程序），到可以固定移植後的角膜程序，即縫合後，才算關閉。縫合時，一般是使用四段間斷的四主軸縫合線以 180 度順序固定，來確保移植後角膜有適當的張力，並儘量減少縫線引發的散光。接下來，或者在時鐘各小時位置，加置更多間斷的縫合線，或者以圓周方式縫置一條長的、單條運行的縫合線。

飛秒激光技術（fentosecond laser）的出現，對眼前部手術產生了重大影響——從 LASIK 皮瓣的創建，到在白內障手術中用於預切撕囊，和在超音波乳化術前「預切碎」晶狀體，以至角膜移植過程中，也可以使用飛秒激光代替角膜環鑽（trephenation），以在接受角膜的宿主原角膜上形成初始切口，以及切割被移植的角膜的鈕扣體。這樣的被移植角膜，手術取代原宿主角膜時的密切配合，理論上可以提供更安全的界面和更大的表面積。

在像全層 PKP 這樣的侵入性手術中，脈絡膜上腔出血是一術中風險，發生率從 0.1% 到 1.08%。如果眼睛沒有迅速縫合關閉，可能會發生眼睛內容物完全脫垂，導致視力完全喪失。PKP 的術後風險，包括視網膜脫離、眼內炎、青光眼、白內障、眼表疾病、傳染性角膜炎、移植角膜裂開、移植失敗和移植角膜排斥。

PKP 術後護理

手術後，藥物包括局部免疫抑制、覆蓋式抗生素和眼表潤滑劑。PKP 後常用的類固醇，包括 1% 醋酸潑尼松龍（Prednisolone）和 Durezol（difluprednate，Novartis 產品）。通常，這些藥物在手術後，得維持使用從數月至數年，以調節角膜移植後的免疫反應。在移植排斥反應高風險的患者中，除局部外用藥物外，可以補充全身免疫調節劑，例如 CellCept（黴酚酸酯 mycophenolate mofetil，Genentech 產品）。

角膜移植後第一天，典型外觀是整個移植體和宿主原角膜邊緣均有中度水腫。在手術後的最初幾週，控制、組織完整性的維持和眼表復原是重點。患者也可能有各種程度的疼痛，從持續的異物感到更劇烈的疼痛、酸痛和畏光都會發生。一般來說，這些症狀會在最初幾天得到改善。但是在最初的幾天內持續或炎症惡化，特別是與前房反應或存在前房積膿，可能是感染的徵兆。

新的角膜在最初的兩到四個星期內會穩定下來，視力也會逐漸改善，有時會發生高度或不規則散光等問題。如果水腫和視力沒有改善，需要監測原發性移植失敗的跡象。

內皮排斥是移植失敗的主要原因，其症狀包括眼發紅、畏光、疼痛和視力模糊。移植排斥的臨床症狀則包括視力下降、結膜充血、角膜水腫、上皮下浸潤和角膜質沉積，通常稱爲 Khodadoust 線。

如果觀察到角膜新生血管形成，這是顯示移植排斥的風險增加，可能需要加用阿瓦斯汀（Avastin），其給藥方法包括局部、結膜下和基質內注射。

二、層狀角膜移植術（Lamellar Keratoplasties）

DALK（deep anterior lamellar keratoplasty，深前板層角膜移植術）是一部分厚度的角膜移植手術，包括選擇性移植角膜基質，保留原有 Descemet 膜和內皮。先使用適當直徑的環，鑽在患者角膜上切開部分厚度的切口，然後對前部基質進行氣切或手動切開，隨後移植已經去除 Descemet 膜 + 內皮的移植體。目的是保留患者的原有的 Descemet 膜 + 內皮。與 PK 類似，移植體是用間斷和 / 或連續縫合線固定，術後可以選擇性的移除這些縫合線。

整體上後部板層角膜移植術（posterior lmellar keratoplasty）的目標是去除患病的內皮細胞，同時保持未受影響的完整角膜層。健康的內皮細胞對於基質去水和保持角膜清晰度至關重要。這種移植對患有 Fuchs 營養不良（Fuchs dystrophy）和假水晶體大皰性角膜病變（pseudophakic bullous keratopathy）等內皮疾病的患者，提供視力的改善和保持眼部健康度。這些移植的優勢是能夠保留更多天然解剖結構，減少了外來移植體組織的抗原負荷度。

例如 DSEK 法，是在移植之前去除宿主 Descemet’s membrane 及內皮層，然後植入含基質（stroma）、Descemet’s membrane 和內皮層的捐獻移植體。插入移植體的切口較大，開刀醫生一般使用一條可溶解的縫線將其縫合。最後，將空氣或六氟化硫（SF6）氣泡注入前房，患者面對上方，利用氣泡將移植體填塞到位。在術後早期每天點用四次類固醇是常見的，用於保持移植體的清晰度和防止排斥反應，然後在一年內逐漸減少藥量。

術後的併發症可分為兩個階段：早期（術後 1 至 28 天）和晚期（28 天及其後）。在早期階段，不良事件包括移植體黏連問題和瞳孔阻滯。通常患者在手術後儘可能的保持仰臥姿勢，這樣能最大限度地提高氣泡對移植體位置的填塞效果。

DMEK 也是一種部分厚度的角膜移植手術，包括選擇性去除患者的 Descemet membrane + 內皮，然後移植同樣的組織，而無需來自供體的額外基質組織。移植組織只有 10-15 微米厚，與 DSAEK 類似，注射 20% 六氟化硫（SF6）氣泡於前房以支持移植體黏附。此法已取代 Descemet 膜自動內皮角膜移植術（DMAEK）。在內皮角膜移植術（EK）中，也可進行下周邊虹膜切開術（PI, peripheral iridotomy），但如果氣泡阻塞了 PI，則虹膜切開術無用，或氣泡移動到虹膜後導致前房變淺，瞳孔會阻滯因而發生眼壓（IOP）高漲，會頭痛和噁心／嘔吐。

瞳孔阻滯的症狀與急性閉角型青光眼相似，包括頭痛、噁心、視力模糊和光暈。如果發生這些症狀時，可以讓患者坐起來，這個姿勢會令氣泡上升。如果在 20 分鐘到 30 分鐘內患者沒有緩解，則有門診的必要，角膜科醫生一般透過原角膜傷口或前房穿刺去除部分氣泡。一旦氣泡從前房滲透出來（手術後大約 4 到 7 天），EK 移植體應該就會附著在宿主組織上。如果沒有，手術醫生可能會選擇在裂隙燈觀察下，注入第二個氣泡。在極少數情況下，可能需要重新定位移植體，或者考慮更換移植體。一旦問題解決，就需要仔細監測病人，直到氣泡消失，病人不再處於危險之中為止。

在所有這些程序中，每次就診時監測眼壓至關重要，因為患者將長期接受類固醇治療。如果眼壓在短期內增加，需使用局部降眼壓劑，例如 Combigan（溴莫尼定／噻嗎洛爾，Allergan 產品）或 Simbrinza（布林佐胺／溴莫尼定，諾華產品），以減少睫狀體產生後房液，同時逐漸減少類固醇。Cosopt（多佐胺／噻嗎洛爾，Akorn 產品）也是一種選擇。

晚期的併發症和管理，包括恢復視力和防止移植體排斥或移植失敗。與 PKP 相比，DSEK 使用較少的角膜縫合線和較多的原來天然角膜組織，從而減少散光度數。通常，移植組織越薄，保留的宿主解剖結構越多，視力就越好，移植排斥的風險就越小。DSEK 後的散光偏移約 0.11D 時，已接近中性。臨床上，與 PKP 相比，DSEK 患者的手術誘導的散光度數較少，加上較薄的移植體，這樣恢復更快，而且可能恢復的視力更好。

角膜移植排斥反應可出現多種體徵，分爲四個亞類：上皮移植排斥反應、慢性基質排斥反應、超急性基質排斥反應和內皮移植排斥反應。如果已經平穩至少兩週的移植體，突然發生水腫以及前端炎症跡象，就是發生排斥反應。早期症狀包括視力模糊、輕度不適、眼睛發紅、畏光和眼部刺激；晚期症狀包括視力明顯下降、刺激、眼痛和流淚。如果確實發生了排斥反應，需使用強效局部類固醇進行積極治療，例如 Durezol（difluprednate，Novartis 產品）或 Pred Forte（醋酸潑尼松龍，Allergan 產品），每小時給藥一次，作爲第一線治療。

隱形眼鏡在穿透性和深部前板層角膜移植術後的視力恢復中，也能發揮重要作用，這是屬於裝配特殊醫療用隱形眼鏡的領域【122】。

第8章　隱形眼鏡的未來發展

如第一章所述，臺灣的隱形眼鏡領域人才濟濟、潛力浩大，在適當的國家及私人企業經濟支持之下，絕對能走在世界前端發展高階新穎的鏡片，在與選擇專長於裝配隱形眼鏡的眼科醫師和視光眼科醫師／驗光師聯袂合作，進行能徵信於國際的臨床試驗之下，大可打出一片天下。

以下是尚有發展空間的隱形眼鏡領域：

第一節　聚合分子材料的改進

開發安全且具有成本效益的隱形眼鏡是眼睛保健的重點。具有諸如透氧性、舒適性、順應性、衛生和消毒等最佳特性的隱形眼鏡材料仍未 100% 實現，爲此領域的更上一層樓的發展提供了很多機會。當然以現實而論，數十年來，水凝膠（hydrogel）研究雖然產生了許多專利，但僅有少數有市場價值，這是因爲水凝膠生產成本極高，是進一步商業化的瓶頸，所以生產系統的改良會是一大研發主題。文獻的回顧也是有其必要性，因爲其發展時的概念與專利成果，並非已經落伍，溫故而知新，也可以再度研究及改良【123】。

除了軟性隱形眼鏡在矯正視力方面的應用外，最重要的另一水凝膠（hydrogel）功能是輸送治療眼疾的藥物。

常規藥物製劑局限於一次投藥，相比之下，受控藥物輸送系統（DDS, Controlled drug delivery systems）可用於在預定時間之內，以特定速率輸送藥物，而水凝膠的奇妙特性，使其成爲這種控制性藥物輸送應用的絕佳選擇，因爲具有高孔隙率的水凝膠結構來自於基質內的交聯程度，以及水凝膠溶脹成形時對水環境的親和力。由於其多孔結構，水凝膠對不同種類的藥物具有高度滲透性，因此可以裝載藥物，並在適當的條件下釋放藥物【124】。

合成水凝膠的物理（基於靜電相互作用）和化學（基於共價鍵合）兩個方法，都可以用來增強藥物負載和水凝膠基質之間的結合，從而延長藥物釋放的持續時間。水凝膠可以儲存和保護各種藥物免受惡劣環境的影響，並以需要的釋放動力來釋放藥物。釋放可以透過局部的 pH 值、溫度變化、特定酶的存在或遠程物理刺激來激活。

不過需要注意的是，基於傳統水凝膠的隱形眼鏡，因爲載藥量小，傳藥能力相對的較低，而且給藥時通常會出現突然釋出藥物的現象【125】。

目前已經開發的許多改善鏡片藥物裝載和釋放方法包括：用控制親水／疏水共聚物的比例，來改變聚合物材料的性質、浸漬含藥物的膠體結構、摻入包括配體（ligand-including）水凝膠和開發多層水凝膠【125】。Venkatesh 等人【126】的研究結果展示了「仿生水凝膠」（biomimetic hydrogels）作爲載體裝載相關量的 H1- 抗組胺藥（H1-antihistamine）的潛力，還顯示出在體外試驗時，這種控制方式釋放治療劑量的藥物可以持續 5 天。Xu 等人【127】將 β- 環糊精（β-CD, β-cyclodextrin）加入製作隱形眼鏡的水凝膠基質（poly-HEMA, PHEMA）中，觀察到平衡溶脹率和拉伸強度增加。他們用葛根素（puerarin）作模型藥物，來研究 PHEMA/β-CD 水凝膠的加載和釋放，確定了葛根素的負載量和體外釋放速率，取決於水凝膠中 β-CD 的量。以兔眼做的試驗中，與傳統的 PHEMA 隱形眼鏡和 1% 葛根素滴眼液相比，PHEMA/β-CD 水凝膠隱形眼鏡顯示出葛根素在淚液中的停留時間更長。

就是這樣，一群化學家鍥而不捨的研發，嬌生公司最近出產了日拋型 etafilcon A 含酮替芬的藥物洗脫隱形眼鏡（Acuvue Theravision with ketotifen），這是世界上第一款針對過敏性眼睛發癢藥物洗脫隱形眼鏡，也在日本和加拿大獲得上市許可【128】。

其他的治療用鏡片例子，列舉如下：

新罕布什爾大學的研究人員開發了一種新的水凝膠材料，可用於治療嚴重的角膜損傷，如化學燒傷和自身免疫性疾病。這種鏡片材料透過消除因這些疾病而釋放的鋅離子，來減少已創傷角膜中產生的基質金屬蛋白酶（MMP）。

Leo Lens 公司一直致力於利用隱形眼鏡材料開發新的藥物輸送系統。該公司將其專利技術與高科技數位印刷相結合，生產出一種藥物負載隱形眼鏡，可在 7 天內連續輸送藥物。該公司的第一個產品將針對青光眼治療（注 2）。

昆士蘭科技大學正在開發一種新的治療性隱形眼鏡，可用作眼表損傷的繃帶。繃帶包含附著在隱形眼鏡內表面的角膜緣間充質基質細胞。這對於化學燒傷和熱損傷等傷害，可能是一種有價値的治療方法。

OcuMedic 公司在開發一種用於向眼睛輸送藥物的隱形眼鏡。

注 2 有別於舊式 Alzar 公司在 1975 年發展的 Ocusert。

該公司的專利技術在構成鏡片的聚合物網絡中，創建了一種具有藥物記憶的新架構，以使藥物能夠持續釋放到眼睛中，各種藥物可以與鏡片一起使用。OcuMedics 的主要產品是針對白內障手術前後、激光原位角膜磨鑲術（LASIK）和角膜擦傷。添加到鏡片中的早期藥物是抗炎溴芬酸（Xibrom, Prolensa; Bausch + Lomb）和抗生素莫西沙星（Vigamox, Moxeza; Alcon）。

有的水凝膠還有兩個特性，即 pH 及溫度的敏感性，已經開始利用的是：

由於 pH 值變化，發生在許多特定或病理性身體的部位，因此它是 DDS 的重要環境參數之一。人體沿胃腸道以及某些特定區域（例如某些組織（和腫瘤區域）和亞細胞區室）表現出 pH 值的變化。酸性和鹼性聚合物都可用於對 pH 敏感的 DDS。PAA（poly(acrylic acid)）、PMAA（poly(methacrylic acid)）、聚（L- 谷氨酸）（poly(L-glutamic acid)）和含有磺胺（sulfonamide）的聚合物是最常用於藥物遞送的酸性聚合物。鹼性聚電解質的典型例子包括聚（2-（二甲氨基）乙基甲基丙烯酸酯）（poly(2-(dimethylamino) ethyl methacrylate)）和聚（2-（二乙基氨基）乙基甲基丙烯酸酯）（poly (2-(diethylamino) ethyl methacrylate)）、聚（2- 乙烯基吡啶）（poly(2-vinylpyridine)），和可由生物降解的聚（β- 氨基酯，biodegradable poly（β-amino ester））。

也有用於測量 pH 值的光學水凝膠檢測器，見參考文獻 129。

又，溫度敏感水凝膠熱敏聚合物，如同 pH 敏感系統，也爲生物醫學提供了許多可能性。在許多對溫度敏感的聚合物中，聚（N- 異丙基丙烯酰胺）（PNIPAAm, poly (*N*-isopropylacrylamide)）和聚（N, N- 二乙基丙烯酰胺）（PDEAAm, poly(*N*,

N-diethylacrylamide)）有許多應用。PDEAAm 在 25-32°C 的範圍內，具有較低的 LCST 值（低於該臨界溫度，具有任何成分的溶液的組分都可以混溶），接近正常體溫【130】。

第二節　促進視力技術發展

望遠鏡—隱形眼鏡（見參考文獻 131）：此隱形眼鏡只有 1 mm 厚。研究人員使用緊密貼合在一起的鋁製鏡子來製造一個嵌入隱形眼鏡的環形望遠鏡。鏡片的中心允許正常無放大的視覺，它的外圍，也就是望遠鏡所在的地方，可以將圖像放大 2.8 倍。

老花眼自動對焦鏡片（見參考文獻 132），據報：「想像一下，戴上一副可以自動對焦遠近物體的隱形眼鏡，讓您擁有一雙不會隨著年齡增長而磨損的新眼睛。」

「需要可調諧鏡片、驅動鏡片和電子設備的電源，最佳電源是一個既能收集又能儲存能量的微型嵌入式太陽能電池。」

Innovega 開發了一種嵌入微型光學元件和濾光片的隱形眼鏡。隱形眼鏡與一副眼鏡相結合，形成一個平視顯示器，讓佩戴者可以看到正常事物，以及流媒體視頻或其他增強現實視覺。該系統被稱爲 iOptik，最初是爲軍事用途而開發，該公司正在開發一種一般消費用的裝備。

InWith Corporation 與 Bausch + Lomb 合作開發了一款增強現實的隱形眼鏡。鏡片裡嵌入了一個微芯片，可以向智能手機發送警訊和通知，並透過從眼睛的自然眨眼過程中，收集能量來獲得能源供應。這種鏡片有可能用於分析眼淚的血液化學成分，從而監測血糖、癌症和病毒檢測，並透過電子設備監測人造器官部分的運動。

第三節　改良鏡片設計

舉一個舊例：在美國專利 4,472,327 中【133】，Neefe 提出了一種製造美容水凝膠隱形眼鏡的方法，該方法透過使用嵌入有色透明基質中的小反光顆粒，來改變虹膜的表觀顏色。此專利中描述的鏡片具有雙重目的：矯正視覺缺陷和改變眼睛的表觀顏色。整個鏡片區域是透明的，提供周邊視覺，並允許透過它們看到自然的虹膜圖案。Neefe 發現，當將少量高折射率微粒置於折射率顯著較低的透明透鏡材料基質中時，反射光具有較低折射率介質的顏色。選擇的顆粒材料已用於以過氧化苯甲酰作爲引髮劑的 HEMA 聚合反應。此外，可以在聚合之前向液體單體混合物中，添加選定的抗微生物劑，例如 3-（三甲氧基甲矽烷基）丙基十八烷基甲基氯化銨（3-(trimethoxysilyl) propyloctadecylmethylammonium chloride），以確保所得鏡片更能抵抗微生物生長【134】。

「不黏著性」鏡片表面——單分子層硒塗層，可防止細菌黏附。第一個使用 Mel4 塗層隱形眼鏡進行的隨機人體臨床試驗，表明在 3 個月的長時間佩戴期間，與未塗層的對照鏡片相比，這些鏡片能夠將 CIE（corneal infiltrative events）降低至少 50%。然而，由於當時在研究人群中，使用對照鏡片觀察到的 CIE 率較低，因此差異沒有達到統計學意義【135】。

第四節　可穿戴性裝置（wearables）

可穿戴技術產品正在蓬勃發展，2019 年的總市場價值超過 500 億美元，自 2014 年以來，規模就翻了一倍多[136]。這一歷史性增長是由智慧型手錶、連續血糖監測設備等產品類型推動的。CGM（continuous glucose monitoring devices）、助聽器、耳機和 AR、VR 及 MR[注3]。該報告詳細研究了這些領域中的每一項，提供了所有關鍵參與者、技術，以及每個產品領域當前主題的評估和市場數據。此外，這一時期出現了許多新型可穿戴技術產品，從新型電子皮膚貼片到基於電子紡織品的智能服裝，再到其他新形式的設備，從鞋類、戒指到頭帶。在評估 48 種不同的產品類型時，IDTechEx 報告的獨特之處在於，其涵蓋所有可穿戴電子產品的廣

注 3 術語注解：

增強現實（AR, augmented reality）：通常透過使用智能手機上的相機將數字元素添加到實時視圖中。增強現實體驗的示例包括 Snapchat 鏡片和 Pokemon Go 遊戲。

虛擬現實（VR, virtual reality）：意味著將物理世界排除的完全沉浸式虛擬體驗。使用 HTC Vive、Oculus Rift 或 Google Cardboard 等 VR 設備，用户可以被傳送到許多現實世界和想像的環境中，例如尖叫的企鵝群的中間，甚至是龍的背部。

在結合了 AR 和 VR 元素的混合現實（MR, mixed reality）體驗中，現實世界和數字對象進行交互。混合現實技術剛剛開始起飛，微軟的 HoloLens 是最著名的早期混合現實設備之一。

還有：擴展現實（XR, extended reality）是一個總稱，涵蓋了增強我們感官的所有各種技術，無論它們是提供有關現實世界的額外訊息，還是創建完全不眞實的模擬世界供我們體驗。它包括虛擬現實（VR）、增強現實（AR）和混合現實（MR）技術。

度[136]。

可穿戴設備就是生物傳感器。

結合物理和化學傳感器就可以產生生物傳感器。生物傳感器的功能有兩個定義：可以被認定爲一種可以感知和報告研究系統對象的生物物理特性的設備，或者是一種可以透過轉換生化數據提供有用的分析訊息的設備。所有生物傳感器的一個共同點是存在生物識別部分，這使得分析生物訊息成爲可能。生物傳感器作爲實用工具，變得越來越重要，涵蓋了廣泛的應用領域，包括即時檢測、家庭診斷和環境監測。被稱爲生物元件的生物識別部分，由不同的結構組成，如酶、抗體、活細胞或組織，但重點是它對一種分析物的特異性和對其他干擾物的零響應。有多種方法可以將生物分子與傳感器耦合，包括包埋到膜中、物理吸附、包埋到基質中或共價鍵合[133, 137]。

水凝膠的高含水量和親水性，類似於細胞外基質的空隙填充成分，使它們具有內在的生物相容性。因此，水凝膠在生物傳感器中的一個明顯應用是傳感器部件的保護和塗層功能，以防止與生物分子或細胞發生相互作用。水凝膠可用作生物傳感元件的固定基質，並爲酶和其他生物分子提供良好的環境，以保持其活性和功能結構。

分析物和傳感元件之間的相互作用，導致響應目標成分的體積變化，這種體積變化是基於水凝膠的傳感器識別的基礎。

爲了解決這個重要問題，研究人員開發了一種保持晶狀體溼潤的新機制。該系統使用電滲流（EOF, electroosmotic flow），當在帶電錶面上施加電壓時，它會導致液體流動。在這種情況下，施加到水凝膠上的電流會導致液體從患者下眼瞼後面的臨時淚液儲存器向上流動到眼睛表面。研究人員還探索了為隱形眼鏡使用無線電源的可能性，他們測試了兩種類型的電池，一種是鎂氧電池，另一種是酶促果糖氧燃料電池，已知這兩種電池對活細胞都是安全且無毒。他們表明，這些生物電池可以成功地為系統供電，也可以直接安裝在帶電的隱形眼鏡上【138】。

醫療監控

Triggerfish 是首批智能隱形眼鏡之一，此鏡片於 2016 年獲得美國食品藥品監督管理局（FDA）的批准。該鏡片有助於監測眼壓（IOP）以協助治療青光眼，它透過嵌入式應變計，提供對青光眼患者 24 小時的監測角膜曲率半徑，因為它隨眼內壓力而波動。Triggerfish 本身不測量眼壓，它透過壓力測量眼睛的膨脹，並產生以毫伏為單位的輸出。但迄今為止，該設備尚未得到廣泛使用【139】。

Google 的團隊正在製造一款隱形眼鏡，可以為佩戴者提供有關某些醫療狀況的訊息，例如可以顯示白內障的進展以及眼內壓的升降【140】。

微軟的另一個小組正在製造一種隱形眼鏡，它可以感應血糖並將訊息告知給佩戴者。帶有柔韌透明電子元件的鏡片，可以測量眼睛淚液中的葡萄糖水平，並在水平過高時發出警告。電子元件是鏡片厚度的 1/100，佩戴者並不察覺，這對於許多糖尿病患者由視光眼科醫師負責治療，可能是一個極大的好處。

2014 年，愛爾康與 Google 合作開發了一種葡萄糖感應的隱形眼鏡；不過這些公司在大約 4 年後宣布他們已經停止了該項目的工作，原因不明。

蘋果公司高科技的「隱形眼鏡」將虛擬現實融入人們的日常生活，很可能使用內部開發的蘋果軟件「realityOS」。

三星專利智能隱形眼鏡內置攝像頭；該專利旨在開發智能隱形眼鏡，可以將圖像直接投射到用戶的眼睛中，拍照並透過與智慧型手機的無線連接供電。

第五節　智能顯示

綜合網路新聞的報導【141-143】：

經過五年和超過 1.5 億美元的融資，Mojo Vision 終於願意談談它是如何實現這一目標。毫無疑問地，它覺得它已經贏得了一些運行空間，其 85 名員工已發布或申請了 100 多項專利。他們的發明 Mojo Lens 可以將訊息直接投射到配戴者的視網膜中，這意味著在現實世界中看到的內容可以透過各種疊加來增強。一個圖像傳感器、一些內置的圖像處理和一個配套的可穿戴設備，將允許應用程序提供各種各樣的增強現實體驗。

鏡片使用微型投影儀將訊息發送到視網膜。該公司去年展示的那款具有驚人的每英寸 14,000 像素的分辨率，總尺寸爲 0.5 毫米。單個像素比智慧型手機圖像傳感器中的像素稍大（1.8 微米）。它必須是那麼小，因爲它就在你的眼前。該公司表示，它只阻擋了進入瞳孔的總光線的一小部分（不是視野，只是亮度），大約 10%，因此不會比典型的一幅眼鏡更加影響配戴人的正常視力。

當然，投射光是不夠的，它需要專注於配戴人的視網膜。直觀地說，準直光是一種吸引人的解決方案，但是不適用，因爲規模太小了。涉及激光或微透鏡的潛在方法也是遇到同樣的問題，因此最佳方法是簡單的單元件透鏡。可惜鏡片必須有 5 毫米厚度，也就是無法佩戴。因此，該公司爲其描述的「Femtoprojector」開發了一種多元素鏡片。

Mojo 不乏爲其鏡片設想的應用。公司首席技術官兼聯合創始人 Mike Weimer 帶領我們了解各種可能性。其中許多與其他更傳統的 AR 公司，多年來一直在推廣的東西相呼應：運動和位置數據疊加、與您交談的人的姓名，以及標誌或其他文本的即時翻譯。然而，隱形眼鏡的形狀因素爲一些額外的可能性打開了大門，特別是對於視力受損的人。例如，可以增強邊緣並識別對象，夜視能力也可以改善。

參考文獻

[1] 見 http://phantom23tw.blogspot.com/2012/03/re_3977.html

[2] https://www.hindawi.com/journals/joph/2014/914542/

[3] https://www.health-world.com.tw/main/home/tw/record_edit.php?id=7&page=1

[4] https://www.ptt.cc/bbs/medstudent/M.1290564731.A.B78.html

[5] https://www.mohw.gov.tw/cp-2651-19686-1.html

[6] https://optometry.berkeley.edu/patient-care/

[7] https://zh.wikipedia.org/zhhant/%E5%8C%BB%E5%AD%A6%E6%95%99%E8%82%B2

[8] https://corporateoptometry.com/a-preliminary-review-of-the-differences-in-optometry-education-between-the-united-kingdom-and-the-united-states-of-america/

[9] https://www.ecoo.info/european-diploma/educational-institutions/

[10] https://japantruly.com/how-to-buy-contact-lenses-in-japan/

[11] https://www.moneydj.com/kmdj/news/newsviewer.aspx?a=6a5c798f-2088-4576-9255-4d8cf0c41cab

[12] https://ec.ltn.com.tw/article/paper/1333862

[13] https://health.udn.com/health/story/5970/2972093

[14] https://www.aaopt.org/detail/knowledge-base-article/standard-values-central-corneal-curvature-and-eccentricity-healthy-caucasian-eyes-retrospective

[15] http://www.siliconehydrogels.org/editorials/previous_editorials_kathryn2.asp

[16] Lam CSY, Loran DFC. Designing contact lenses for oriental eyes J BCLA1991; 14: 109-114

[17] Congdon NG, Youlin Q, Quigley H, Hung PT, Wang TH, Ho TC et al. Biometry and primary angle-closure glaucoma among Chinese, white, and black populations. Ophthalmology1997; 104: 1489-1495

[18] Lin MC, Chen YQ, Polse KA. The effects of Ocular and lens parameters on the postlens tear thickness. Eye Contact Lens 2003; 29(Suppl): 33-36

[19] Itoi M, Nishimaki K, Kobuchi T. Comparison of corneal shape between Japanese and Americans. J Jpn CL Soc1996; 38: 9-13

[20] Hickson-Curran S, Brennan N, Igarashi Y, Young G. Comparative evaluation of Asian and white ocular topography. Optom Vis Sci. 2014 Dec; 91(12):1396-405

[21] Hickson-Curran S, Young G, Brennan N, Hunt C.Clin Exp Optom 2016 Mar; 99(2): 149-56. doi:10.1111/cxo.12336. Epub 2016 Feb 29

[22] https://www.aaopt.org/detail/knowledge-base-article/fit-match-current-acuvue-2-wearers-asian-eye-anatomy-acuvue-oasys-and-acuvue-advance

[23] Chernyak DA. Differences in corneal geometry between Asian and Caucasian populations. Invest Ophthalmol Vis Sci 2004; 45: E-Abstract166

[24] Lam CSY, Loran DFC. Designing contact lenses for Oriental eyes. J Br Contact Lens Assoc1991; 14:109-114

[25, 29] Lin MC, Soliman GN, Song MJ, Smith JP, Lin CT, Chen YQ, Polse KA Soft contact lens extended wear affects corneal epithelial permeability: hypoxic or mechanical etiology? Cont Lens Anterior Eye. 2003 Mar; 26(1): 11-6

〔26〕 Lin MC, Graham AD, Fusaro RE, Polse KA. Impact of rigid gas-permeable contact lens extended wear on corneal epithelial barrier function. Invest Ophthalmol Vis Sci. 2002 Apr; 43(4): 1019-24

〔27〕 Albietz JM, Lenton LM, McLennan SG. Dry eye after LASIK: comparison of outcomes for Asian and Caucasian eyes. Clin Exp Optom 2005 Mar; 88(2): 89-96

〔28〕 Hsiao C, Truong T, Lin M. Does Ethnicity Play a Role in Corneal Epithelial Barrier Function in Non-Contact-Lens Wearers? 2006. ARVO Abstract.

〔29〕 Lin MC, Soliman GN, Song MJ, Smith JP, Lin CT, Chen YQ, Polse KA Soft contact lens extended wear affects corneal epithelial permeability: hypoxic or mechanical etiology? Cont Lens Anterior Eye. 2003 Mar; 26(1): 11-6

〔30〕 Hamano H, Jacob JT, Senft CJ, Hamano T, Hamano T, Mitsunaga S, Kotani S, Kaufman HE. Differences in Contact Lens-Induced Responses in the Corneas of Asian and Non-Asian Subjects. 2002. CLAO J. 2002 Apr; 28(2): 101-4

〔31〕 Long B, McNally J. The Clinical performance of a silicone hydrogel lens for daily wear in an Asian population. Eye & Contact Lens. 2006 Mar; 32(2): 65-71

〔32〕 Wong MK, Lee TT, Poon MT, Cho P. Clinical performance and factors affecting the physical fit of a soft toric frequent replacement contact lens. Clin Exp Optom. 2002 Nov; 85(6): 350-7

〔33〕 https://www.verywellhealth.com/eyelid-functions-and-disorders-3421678

〔34〕 https://www.reviewofoptometry.com/article/use-specular-microscopy-to-diagnose-corneal-disease

〔35〕 http://www.oculist.net/downaton502/prof/ebook/duanes/pages/v1/v1c055.html

〔36〕https://www.smithsonianmag.com/smart-news/how-contact-lenses-were-made-and-fitted-1948-180957028/

〔37〕https://eyeprintpro.com/

〔38〕參考資料 https://theorganicsolution.wordpress.com/2012/05/23/the-chemistry-of-the-contact-lens/

〔39〕Wichterle O, Lim D, Nature, 1960; 185, 117-118

〔40〕https://www.compoundchem.com/2015/10/13/contactlenses/

〔41〕以下 https://www.allaboutvision.com/contacts/faq/how-cls-made.htm

〔42〕https://progressive-glasses.com/how-contact-lenses-are-made/?utm_source=rss&utm_medium=rss&utm_campaign=how-contact-lenses-are-made

〔43〕https://patents.google.com/patent/US4720188A/en

〔44〕Morgan P, Woods C, Tranoudis I, et al. International contact lens prescribing in 2016. Contact Lens Spectrum. 2017; 32(1): 30-5

〔45〕Osborn-Lorenz K, Kakkassery J, Boree D, Pinto D. Atomic force microscopy and scanning electron microscopy analysis of daily disposable limbal ring contact lenses. Clin Exp Optom. 2014; 97: 411-417

〔46〕https://patents.google.com/patent/US4719248A/en

〔47〕Wolffsohn, J., Eperjesi, F., Bartlett, H., Sheppard, A., Howells, O., Drew, T., Sulley, A., Osborn Lorenz, K.,「Does Blocking Ultra-Violet Light with Contact Lenses Benefit Eye Health?」Presented May 25th, 2012, 2012 British Contact Lens Association Clinical Conference

〔48〕https://blanchardlab.com/wp-content/uploads/2018/09/Onefit-Fittingguide-08-13-18-Web.pdf

〔49〕https://www.iso.org/obp/ui/#iso: std: iso: 14534: ed-3: v1: en

〔50〕https://www.opticaltraining.com/html/continuing_ed/wbt/NCLE/Modification_Delivery/page_eight.html

〔51〕https://www.accessdata.fda.gov/scripts/cdrh/cfdocs/cfstandards/detail.cfm?standard__identification_no=35811

〔52〕https://www.intouch-quality.com/blog/contact-lens-inspection-quality-control

〔53〕Chung, K. & Mohidin, N. Undercorrection of myopia enhances rather than inhibit myopia progression. Vision Res 2002; 42, 2555-2559

〔54〕Adler, D. & Millodot, M. The possible effect of undercorrection on myopic progression in children. Clin. Exp Optom2006; 89, 315-321

〔55〕https://www.frontiersin.org/articles/10.3389/fnhum.2021.711713/full

〔56〕Chan KY, Cheung SW, Cho P. Orthokeratology for slowing myopic progression in a pair of identical twins. Cont Lens Anterior Eye. 2014; 37(2): 116-9

〔57〕Santodomingo-Rubido J, Villa-Collar C, Gilmartin B, Gutierrez-Ortega R. Myopia control with orthokeratology contact lenses in Spain: refractive and biometric changes. Invest Ophthalmol Vis Sci. 2012; 53(8): 5060-5

〔58〕Hiraoka T, Kakita T, Okamoto F, et al. Long-term effect of overnight orthokeratology on axial length elongation in childhood myopia: a 5-year follow-up study. Invest Ophthalmol Vis Sci. 2012; 53(7): 3913-9

〔59〕Charm J, Cho P: High myopia-partial reduction orthokeratology(HM-PRO): study design. Cont Lens Anterior Eye 2013; 36: 164-70

〔60〕https://www.paragonvision.com/crt-lenses/

〔61〕https://www.bausch.com/ecp/our-products/orthokeratology/vision-shaping-treatment

〔62〕Aller T, Laure A, Wildsoet C. Results of a one-year prospective clinical trial(CONTROL) of the use of bifocal soft contact lenses to control myopia progression. Ophthalmic Physiol Opt. 2006; 26(Suppl.): 8-9

〔63〕Atchison D. Optical models for human myopic eyes. Vision Res. 2006; 46: 2236-50

〔64〕Walline J, Greiner K, McVey M, Jones-Jordan L. Multifocal contact lens myopia control. Optom Vis Sci 2013; 90: 1207-14

〔65〕Chamberlain P, Peixoto-de-Matos SC, Logan NS, Ngo C, Jones D, Young G. A 3-year Randomized Clinical Trial of MiSight Lenses for Myopia Control Randomized Controlled Trial Optom Vis Sci 2019 Aug; 96(8): 556-567

〔66〕Anstice N, Phillips J. Effect of dual-focus soft contact lens wear on axial myopia progression in children. Ophthalmology. 2011; 118: 1152

〔67〕Sankaridurg P, Holden B, Smith E. Decrease in rate of myopia progression with a contact lens designed to reduce relative peripheral hyperopia: one-year results. Invest Ophthalmol Vis Sci. 2011; 52: 9362-7

〔68〕Kollbaum P, Jansen M, Tan J. Vision performance with a contact lens designed to slow myopia progression. Optom Vis Sci. 2013; 90: 205-14

〔69〕Cheng X, Chehab K, Brennan N. Controlling myopia progression with positive spherical aberration in soft contact lenses. Optom Vis Sci. 2013; 90: E-abstract130252.

〔70〕Lam CSY, Tang WC, Qi H, Radhakrishnan H, Hasegawa K, To CH, Charman WN. Effect of Defocus Incorporated Multiple Segments Spectacle Lens Wear on Visual Function in Myopic Chinese Children. Transl Vis Sci Technol 2020 Aug 5; 9(9): 11. doi: 10.1167/tvst.9.9.11. eCollection 2020 Aug.

〔71〕Kaymak H, Graff B, Neller K, Langenbucher A,Seitz B, Schwahn H. Myopia treatment and prophylaxis with defocus incorporated multiple segments spectacle lenses. 2021 Dec; 118(12): 1280-1286. doi: 10.1007/s00347-021-01452-y. Epub 2021 Jul 8.

〔72〕Lam CSY, Tang WC, Tse DY-Y, Lee RPK, Chun RKM, Hasegawa K, Qi H, Hatanaka T, To CH. Defocus Incorporated Multiple Segments(DIMS) spectacle lenses slow myopia progression: a 2-year randomised clinical trial Br J Ophthalmol. 2020 Mar; 104(3): 363-368. doi: 10.1136/bjophthalmol-2018-313739. Epub 2019 May 29.

〔73〕Zhang HY, Lam CSY, Tang WC, Leung M,To CH.Defocus Incorporated Multiple Segments Spectacle Lenses Changed the Relative Peripheral Refraction: A 2-Year Randomized Clinical Trial Invest Ophthalmol Vis Sci. 2020 May11; 61(5): 53 。doi: 10.1167/iovs.61.5.53.

〔74〕Lam CSY, Tang WC, Tse DY-Y, Tang YY, To CH. Defocus Incorporated Soft Contact(DISC) lens slows myopia progression in Hong Kong Chinese schoolchildren: a 2-year randomised clinical trial Br J Ophthalmol. 2014 Jan; 98(1): 40-5. doi: 10.1136/bjophthalmol-2013-303914. Epub 2013 Oct 29.

〔75〕Furuse T, Hasebe S, Tokutake T.Peripheral refraction in Japanese schoolchildren with low to moderate myopia Jpn J Ophthalmol. 2022 Jan; 66(1): 74-80. doi: 10.1007/s10384-021-00880-2. Epub 2021 Dec 2.

〔76〕https://www.reviewofoptometry.com/article/to-infinity-and-beyond-lasik-a-refractive-surgery-update

〔77〕https://www.reviewofoptometry.com/article/ro0817-todays-contact-lens-materials-and-designs

〔78〕https://www.reviewofoptometry.com/news/article/thermokeratoplasty-for-keratoconus-effective-longterm

〔79〕 William Charles Caccamise, Sr, MD https://commons.wikimedia.org/w/index.php?curid=59531858

〔80〕 The use of contact lenses to treat visually symptomatic congenital nystagmus | Journal of Neurology, Neurosurgery & Psychiatry(bmj.com)

〔81〕 https://revisionoptometry.com/blog/x-chrom-contact-lens-for-color-blindness/

〔82〕 https://phys.org/news/2018-10-scientists-debunk-effectiveness-enchroma-glasses.html

〔83〕 http://colorblind.org/index.php/2020/02/10/debunked-the-effectiveness-of-glasses-for-color-blind-people/

〔84〕 http://medcorpint.com/

〔85〕 https://orionvisiongroup.com/prosthetic-soft/

〔86〕 https://www.miamicontactlens.com/our-lenses/cosmetic-lenses/prosthetic-and-soft-colored-contact-lenses/

〔87〕 https://jamanetwork.com/journals/jama/fullarticle/203084

〔88〕 http://www.aao.org/public/fungal_keratitis.cfm#messages

〔89〕 https://www.sciencedirect.com/science/article/abs/pii/S0002939409001524

〔90〕 Por YM, Mehta JS, Chua JLL, Koh T-H, Khor WB, Fong ACY, Lim JWK, Heng WJ, Loh RSK, Li m L, Tan DTH. Acanthamoeba keratitis associated with contact lens wear in Singapore Am J Ophthalmol. 2009 Jul; 148(1): 7-12. e2. doi: 10.1016/j.ajo.2009.02.030. Epub 2009 Apr 29.

〔91〕 https://www.cdc.gov.tw/Disease/SubIndex/pJpNnSLeEAG8TbSPzsVUTQ

〔92〕 Lim C, Carnt N, Farook M, Lam J, Tan D, Mehta J, et al. Risk factors for contact lens-related microbial keratitis in Singapore. Eye. 2016; 30(3): 447-55. pmid: 26634710

〔93〕Ibrahim YW, Boase DL, Cree IA. How could contact lens wearers be at risk of Acanthamoeba infection? A review. Journal of Optometry. 2009; 2(2): 60-6.

〔94〕Ghani MKA, Majid SA, Abdullah NS, Nordin A, Suboh Y, Rahim N, et al. Isolation of Acanthamoeba spp. from contact lens paraphernalia. Int Med J. 2013; 20: 66-8

〔95〕https://journals.plos.org/plosone/article?id=10.1371/journal.pone.0259847#pone.0259847.ref001

〔96〕https://www.healthline.com/health/best-contact-lens-solution#whats-in-it

〔97〕Craig JP, Lim J, Han A, Tien L, Xue AL, Wang MTM. Ethnic differences between the Asian and Caucasian ocular surface: A co-located adult migrant population cohort study Ocul Surf. 2019 Jan; 17(1): 83-88. doi: 10.1016/j.jtos.2018.09.005. Epub 2018 Sep 22.

〔98〕https://iovs.arvojournals.org/article.aspx?articleid=2717204

〔99〕Wang H-Y, Seger KR, Yang S-N, Xing X-L.The role of ethnicity versus environment in tear film stability: A pilot study Cont Lens Anterior Eye. 2019 Oct; 42(5): 553-556. doi: 10.1016/j.clae.2019.04.015. Epub 2019 May 6.

〔100〕https://www.karger.com/Article/FullText/509060

〔101〕Tsubota K, Yokoi N, Watanabe H, et al. A New Perspective on Dry Eye Classification: Proposal by the Asia Dry Eye Society. Eye Contact Lens.2020 Jan; 46(1): S2-S13. Published online 2019 Dec16. doi: 10.1097/ICL.0000000000000643

〔102〕Cho P, Brown B. Review of the TBUT technique and a closer look at the TBUT of Hong Kong Chinese. Optom Vis Sci.1993; 70: 30-38

【103】Patel S, Virhia SK, Farrell P. Stability of the precorneal tear film in the Chinese, Africans, Indian and Caucasian eyes. Optom Vis Sci.1995; 72: 911-915

【104】Sakamoto R, Bennett ES, Henry VA, Paragina S, Narumi T, Izumi Y, Kamei Y,Nagatomi E, Miyanaga Y, Hamano H. The phenol red thread tear test: a cross cultural study. Invest Ophthalmol Vis Sci.1993; 34(13): 3510-14

【105】https://eyewiki.aao.org/Dry_Eye_Syndrome

【106】https://www.researchgate.net/publication/14530332_Tear_meniscus_measurement_in_the_diagnosis_of_dry_eye

【107】https://iovs.arvojournals.org/article.aspx?articleid=2203634

【108】http://visionmagazineonline.co.za/2019/03/15/what-is-the-effect-of-a-contact-lens-on-the-tear-film-2/

【109】https://www.ncbi.nlm.nih.gov/pmc/articles/PMC5410412/

【110】Liang K-L, Su M-C, Shiao J-Y, Wu S-H, Li Y-H, Jiang R-S. Role of pollen allergy in Taiwanese patients with allergic rhinitis. J Formos Med Assoc 2010 Dec; 109(12): 879-85. doi: 10.1016/S0929-6646(10)60134-9.

【111】https://www.mdpi.com/2073-4433/11/11/1152

【112】https://www.reviewofoptometry.com/article/disinfect-the-natural-way

【113】https://www.willseye.org/ocular-surface-disease/

【114】https://www.reviewofoptometry.com/article/oral-antibiotic-uses-for-blepharitis-appears-iffy

【115】https://www.reviewofoptometry.com/article/azithromycin-better-than-doxy-for-mgd

【116】https://www.reviewofoptometry.com/article/dry-eye-drop-boosts-ocular-mucins

〔117〕https://www.reviewofoptometry.com/article/red-eye-remedies-new-and-triedandtrue

〔118〕https://www.reviewofoptometry.com/article/using-antibiotics-in-anterior-segment-care

〔119〕以下 https://www.reviewofoptometry.com/article/keeping-up-with-keratitis

〔120〕Srinivasan M, Mascarenhas J, Rajaraman R, et al. The Steroids for Corneal Ulcers Trial(SCUT): secondary12-month clinical outcomes of a randomized controlled trial Am J Ophthalmol. 2014 Feb; 157(2): 327-333.e3. Published online 2013 Oct1. doi: 10.1016/j.ajo.2013.09.025

〔121〕https://www.reviewofoptometry.com/article/an-ods-guide-to-corneal-transplant-options

〔122〕https://www.reviewofoptometry.com/article/the-many-layers-of-cornea-comanagement

〔123〕https://www.sciencedirect.com/science/article/pii/S0014305714004091

〔124〕Turner DC,Steffen RB,Wildsmith C,Matiacio TA. 美國專利 6,861,123 B2；2005

〔125〕Hu X, Lingyun H, Wang H, Yang X, Zhang G, Wang G, et al. Int J Polym Sci, 2011(2011), pp.1-9

〔126〕Venkatesh S, Sizemore SP, Byrne ME. Biomaterials, 28(2007), pp. 717-724

〔127〕Xu J, Li X, Sun F. Acta Biomater, 6(2010), pp. 486-493

〔128〕https://www.medpagetoday.com/allergyimmunology/allergy/97480

〔129〕Alqurashi Y, Elsherif M, Hendi A, Essa K, Butt H.Optical Hydrogel Detector for pH Measurements Biosensors(Basel). 2022 Jan13; 12(1): 40. doi: 10.3390/bios12010040.

〔130〕https://www.intechopen.com/chapters/51535

【131】見 https://jacobsschool.ucsd.edu/news/release/1386

【132】見 https://www.livescience.com/54047-fish-eye-contact-lens-auto-focuses.html

【133】Neefe CW. 美國專利 4,472,327；1984

【134】Maldonado-Codina C, Efron N. Optometry Practice, 4(2003), pp.101-115

【135】https://tvst.arvojournals.org/article.aspx?articleid=2776419

【136】https://www.idtechex.com/en/research-report/wearable-technology-forecasts-2019-2029/680

【137】Lai Y,Quinn ET. 美國專利 5,969,076；1999

【138】https://www.wearabletechnologyinsights.com/articles/19493/self-moisturising-smart-contact-lenses

【139】https://www.optometrytimes.com/view/smart-contact-lens-update

【140】https://www.nanowerk.com/nanotechnology-news2/newsid=59852.php

【141】https://www.wired.com/story/mojo-vision-smart-contact-lens/

【142】https://www.mojo.vision/

【143】https://www.extremetech.com/extreme/311066-mojo-vision-smart-contact-lenses

國家圖書館出版品預行編目資料

臨床隱形眼鏡學／鄭宏銘著. ——初版.——
臺北市：五南圖書出版股份有限公司,
2023.03
面； 公分
ISBN 978-626-343-772-2(平裝)

1.CST: 隱形眼鏡

416.767 112000902

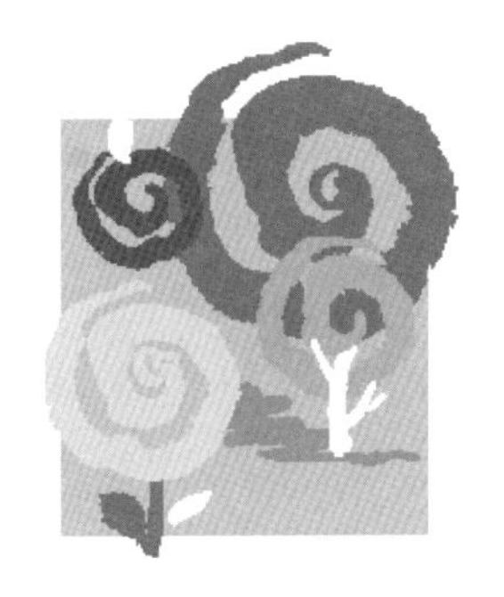

5J0K

臨床隱形眼鏡學

作　　者 — 鄭宏銘（384.5）
發 行 人 — 楊榮川
總 經 理 — 楊士清
總 編 輯 — 楊秀麗
副總編輯 — 王俐文
責任編輯 — 金明芬
封面設計 — 姚孝慈
出 版 者 — 五南圖書出版股份有限公司
地　　址：106臺北市大安區和平東路二段339號4樓
電　　話：(02)2705-5066　　傳　　真：(02)2706-6100
網　　址：https://www.wunan.com.tw
電子郵件：wunan@wunan.com.tw
劃撥帳號：01068953
戶　　名：五南圖書出版股份有限公司

法律顧問　林勝安律師

出版日期　2023年3月初版一刷
定　　價　新臺幣550元